类经附翼

明·张景岳 著

黄钟生量

律解

山西出版传媒集团

山西科学技术出版社

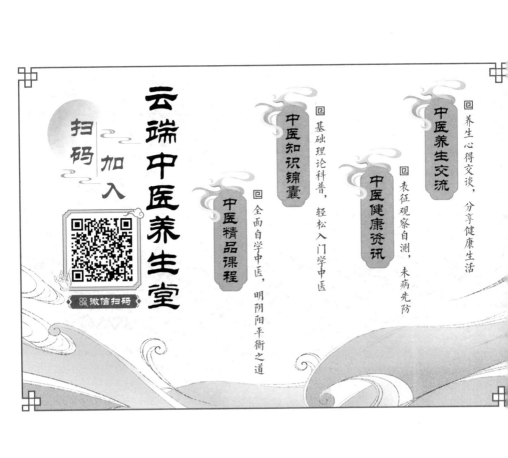

云端中医养生堂

扫码加入

微信扫码

中医养生交流
养生心得交谈，分享健康生活

中医健康资讯
表征观察自测，未病先防

中医知识锦囊
基础理论科普，轻松入门学中医

中医精品课程
全面自学中医，明阴阳平衡之道

目　录

目
录

· 3 ·

类经附翼

微信扫码

- ◇ 中医精品课程
- ◇ 中医知识锦囊
- ◇ 中医健康资讯
- ◇ 中医养生交流

类经附翼

一卷 医易

（明）张景岳著

河图

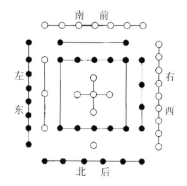

伏羲氏王天下，龙马负图之河。其数一六居下，二七居上；三八居左，四九居右；五十居中。伏羲则之以画八卦。

洛书

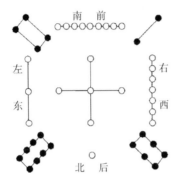

大禹治水，神龟负图之洛，文刊于背。其数戴九履一，左三右七，二四为肩，六八为足，五居于中。禹因以第之，以成《九畴》。

伏羲八卦次序图

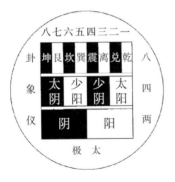

《易·系辞》① 曰：“《易》有太极，是生两仪，两仪生四象，四象生八卦。”邵子曰：“一分为二，二分为四，四分为八，是为八卦。自八而十六，十六而三十二，三十二而六十四，尤见法象自然之妙也。”

---

① 《易·系辞》：原文为“易系”。

伏羲八卦方位图

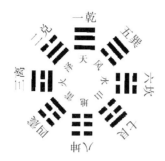

《易传》曰:"天地定位,山泽通气,雷风相搏,水火不相射。八卦相错,数往者顺,知来者逆,是故《易》逆数也。"又曰:"雷以动之,风以散之,雨以润之,日以晅之;'艮'以止之,'兑'以悦之,'乾'以君之,'坤'以藏之。"

伏羲六十四卦方图

伏羲六十四卦圆图

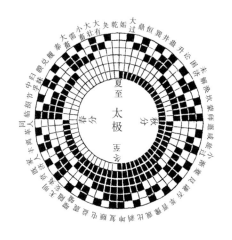

此图内为下卦，外为上卦。内卦之序，照前"乾"一、"兑"二之数，以定八卦方位。外卦之序，亦照前一二等数，挨次而加于内卦之上，遂成六十四卦。浑然①之妙，出自天成，固非可以造作为之者。

文王八卦次序图

坤母			乾父		
兑离巽			艮坎震		
兑为少女得坤上爻	离为中女得坤中爻	巽为长女得坤初爻	艮为少男得乾上爻	坎为中男得乾中爻	震为长男得乾初爻

① 浑然：原文中为"混然"。

文王八卦方位图

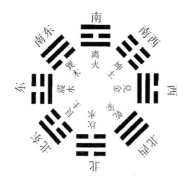

《易传》曰："帝出乎'震'，齐乎'巽'，相见乎'离'，致役乎'坤'，说言乎'兑'，战乎'乾'，劳乎'坎'，成言乎'艮'。"

医易义

宾常闻之孙真人曰：不知易，不足以言太医。每窃疑焉。以谓易之为书，在开物成务，知来藏往；而医之为道，则调元赞化，起死回生。其义似殊，其用似异。且以医有内经，何借于易？舍近求远，奚必其然？而今也年逾不惑，茅塞稍开；学到知羞，方克渐悟。乃知天地之道，以阴阳二气，而造化万物；人生之理，以阴阳二气，而长养百骸。易者，易也，具阴阳动静之妙；医者，意也，合阴阳消长之机。虽阴阳已备于内经，而变化莫大乎周易。故曰天人一理者，一此阴阳也；医易同原者，同此变化也。岂非医易相通，理无二致，可以医而不知易乎？予因默契斯言，潜心有日，管窥一得，罔敢自私，谨摭易理精义，用资医学变通，不揣鄙俚，而为之论曰：易有太极，是生两仪，两仪生四象，四象生八卦。天尊地卑，乾、坤定矣；卑高以陈，贵贱位矣；动静有常，刚柔断矣；方以类聚，物以群分，吉凶生矣；在天成象，在地成形，乾坤设位，而易行乎其中矣。是故，天生神物，圣人格之；天地变化，圣人效之；天垂象，见吉凶，圣人象之；河出图，洛出书，圣人则之。于是乎近取诸身，远取诸物，作八卦以通神明之德，以顺性命之理，八卦成列，象在其中矣；因而重之，爻在其中矣；刚柔相摩，八卦相荡，变在其中矣；系辞焉而命之，动在其中矣；吉凶悔吝，生乎动，而天地鬼神之为德，万物一体之为能，森乎昭著而无所遁乎易矣。

伟哉人生，禀二五之精，为万物之灵，得天地之中和，参乾、坤之化育，四象应天，四体应地。天地之合辟，即吾身之呼吸也；昼夜之潮汐，即吾身之脉息也。天之北辰，为群动之本；人之一心，为全体之君也。由是观之，天之气，即人之气；人之体，即天之体。故康节曰：思虑未起，鬼神未知，不由乎我，更由乎谁？盖谓一念方萌，便达乎气，神随气见，便与天地鬼神相感通。然则天人相与之际，精哉妙矣，诚可畏矣。人身小天地，真无一毫之相间矣。今夫天地之理具乎易，而身心之理，独不具乎易乎？矧天地之易，外易也；身心之易，内易也。内外

类经附翼

孰亲？天人孰近？故必求诸己而后可以求诸人，先乎内而后可以及乎外，是物理之易犹可缓，而身心之易不容忽。医之为道，身心之易也。医而不易，其何以行之哉？然易道无穷，而万生于一，一分为二，二分为四，四分为八，八分为十六，自十六而三十二，三十二而六十四，以至三百八十四爻，万有一千五百二十策，而交感之妙，化生之机，万物之数，皆从此出矣。

详而言之，则其所谓一者，易有太极也。太极本无极，无极即太极。象数未形，理已具，万物所生之化原。故曰：五行不到处，父母未生前。又曰：杳杳冥冥，其中有精；其精甚真，其中有信。是为造物之初，因虚以化气，因气以造形，而为先天一气之祖也。医而明此，乃知生生化化，皆有所原，则凡吾身于未有之初，便可因之以知其肇基于父母，而预占其禀受之象矣。

所谓一分为二者，是生两仪也。太极动而生阳，静而生阴；天生于动，地生于静；阳为阴之偶，阴为阳之基。以体而言为天地，以用而言为乾、坤，以道而言为阴阳。一动一静，互为其根；分阴分阳，两仪立焉。是为有象之始，因形以寓气，因气以化神，而为后天体象之祖也。医而明此，乃知阴阳气血，皆有所钟，则凡吾身之形体气质，可因之以知其纯驳偏正，而默会其禀赋之刚柔矣。

所谓二分为四者，两仪生四象也。谓动之始则阳生，动之极则阴生；静之始则柔生，静之极则刚生。太少阴阳，为天四象；太少刚柔，为地四体。耳目口鼻以应天，血气骨肉以应地。医而明此，乃知阳中有阴，阴中有阳，则凡人之似阳非阳，似阴非阴，可因之以知其真假逆顺，而察其互藏之幽显矣。

所谓四分为八者，四象生八卦也。谓乾一、兑二、离三、震四、巽五、坎六、艮七、坤八也。乾，健也；坤，顺也；震，动也；巽，入也；坎，陷也；离，丽也；艮，止也；兑，说也。伏羲八卦，分阴阳之体象；文王八卦，明五行之精微。医而明此，方知阴阳之中，复有阴阳，刚柔之中，复有刚柔；而其对待之体，消息之机，交感之妙，错综之义，昭乎已备；则凡人之性理神机，形情病治，可因之以得其纲领，而会通其变化之多矣。

自兹而四象相交，成十六事，八卦相荡，为六十四。分内外以配六爻，推九六以成蓍数，人物由之而大成，万象因之以毕具。前阅圆图，即其精义。是图虽象乎万有，尤切夫人之一身。故曰先天图者，环中也；环中者，天之象也。六十四卦列于外，昭阴阳交变之理也；太极独运乎其中，象心为一身之主也。乾南坤北者，象首腹之上下也；离东坎西者，象耳目之左右也。自复至同人，当内卦震、离之地，为阴中少阳之十六，在人为二八；自临至乾，当内卦兑乾之地，为阳中太阳之十六，在人为四八；自姤至师，当内卦巽、坎之地，为阳中少阴之十六，在人为六八；自遁至坤，当内卦艮坤之地，为阴中太阴之十六，在人为八八。阳生于子而极于午，故复曰天根，至乾为三十二卦，以应前之一世；阴生于午而极于子，故姤曰月窟，至坤为三十二卦，以应后之半生。前一世始于复之一阳，渐次增添，至乾而阳盛已极，乃象人之自少至壮；后半生始于姤之一阴，渐次耗减，至坤而阳尽以终，乃象人之自衰至老。纵观之则象在初爻，其乾尽于午，坤尽于子，当二至之令，为天地之中，而左右以判。左主升而右主降，升则阳居东南，主春夏之发生，以应人之渐长；降则阴居西北，主秋冬之收敛，以应人之渐消。横观之，则象在二爻，其离尽于卯，坎尽于酉，当二分之中，为阴阳之半，而上下以分。上为阳而下为阴，阳则日出于卯，以应昼之为寤；阴则日入于酉，以应夜之寐焉。即此一图，而天人之妙，运气之理，无不具矣。

再阅方图，其义象地，乾始于西北，坤尽于东南。天不足西北，故圆图之阳在东南；地不满东南，故方图之刚在西北，此皆伏羲之卦也。又若文王八卦，位有不同。伏羲出自然之象，故乾上坤下，离左坎右；文王合河图之数，故火南水北，木东金西。此节自方图以下，并河洛数义，详方隅、气数二论。质诸人身，天地形体也，乾、坤情性也，阴阳气血也，左右逢原，纤毫无间。详求其道，无往不然。故以爻象言之，则天地之道，以六为节；三才而两，是为六爻，六奇六偶，是为十二。故天有十二月，人有十二脏；天有十二会，人有十二经；天有十二辰，人有十二节。知乎此，则营卫之周流，经络之表里，象在其中矣。

以脏象言之，则自初六至上六，为阴为脏，初六次命门，六二次肾，六三次肝，六四次脾，六五次心，上六次肺；初九至上九，为阳为腑，初九当膀胱，九二当大肠，九三当小肠，九四当胆，九五当胃，上九当三焦。知乎此，而脏腑之阴阳，内景之高下，象在其中矣。

以形体言之，则乾为首，阳尊居上也；坤为腹，阴广容物也；坎为耳，阳聪于内也；离为目，阳明在外也；兑为口，拆开于上也；巽为股，两垂而下也；艮为手，阳居于前也；震为足，刚动在下也。天不足西北，故耳目之左明于右；地不满东南，故手足之右强于左。知乎此，而人身之体用，象在其中矣。

以生育言之，则天地皆绷缊，万物化醇，男女媾精，万物化生。天尊地卑，乾父坤母；乾道成男，坤道成女。震、坎、艮，是为三男，巽、离、兑，是为三女。欲知子强弱，则震、巽进而前，艮、兑退而止；欲辨脉息候，则乾健在东南，坤顺向西北；欲为广嗣谋，则畜坎填离宫，借兑为乾计；欲明布种法，则天时与地利，亏盈果由气，冬至始阳强，阴胜须回避。知乎此，而胎孕交感之道，存乎其中矣。

以精神言之，则北一水，我之精，故曰肾藏精；南二火，我之神，故曰心藏神；东三木，我之魂，故曰肝藏

类经附翼

魂；西四金，我之魄，故曰肺藏魄；中五土，我之意，故曰脾藏意。欲知魂魄之阴阳，须识精神之有类。木火同气，故神魂藏于东南，而二八、三七同为十；金水同源，故精魄藏于西北，而一九、四六同为十；土统四气，故意独居中，其数唯五。而脏腑五行之象，存乎其中矣。

以动静言之，则阳主乎动，阴主乎静。天圆而动，地方而静；静者动之基，动者静之机。刚柔推荡，易之动静也；阴阳升降，气之动静也；形气消息，物之动静也；昼夜兴寝，身之动静也。欲详求夫动静，须精察乎阴阳。动极者，镇之以静；阴亢者，胜之以阳。病治脉药，须识动中有静；声色气味，当知柔里藏刚。知刚柔动静之精微，而医中运用之玄妙，思过其半矣。

以升降言之，则阳主乎升，阴主乎降；升者阳之生，降者阴之死。故日在于子，夜半方升，升则向生，海宇俱清；日在于午，午后为降，降则向死，万物皆鬼。死生之机，升降而已。欲知升降之要，则宜降不宜升者，须防剥之再进；宜升不宜降者，当培复之始生。畏剥所从衰，须从观始；求复之渐进，宜向临行。此中有个肯綮，最在形、情、气、味。欲明消长之道，求诸此而得之矣。

以神机言之，则存乎中者，神也；发而中者，机也；寂然不动者，神也；感而遂通者，机也。蕴之一心者，神也；散之万殊者，机也。知乎此，则财原其始，直要其终，我之神也；挥邪如匠石之斤，忌器若郢人之鼻，我之机也。见可而进，知难而退，我之神也；疾徐如轮扁之手，轻重若庖丁之刀，我之机也。神之与机，互相倚伏。故神有所主，机有所从；神有所决，机有所断。神为机之主，机为神之使。知神知机，执而运之，是即医之神也矣。

以屈伸言之，如寒往则暑来，昼往则夜来，壮往则衰来，正往则邪来。故难易相成，是非相倾，刚柔相制，冰炭相刑。知乎此，则微者甚之基，盛者衰之渐；大由小而成，远由近而遍。故安不可以忘危，治不可以忘乱；积羽可以沉舟，群轻可以折轴。是小事不可轻，小人不可慢，而调和相济，以一成功之道，存乎其中矣。

以变化言之，则物生谓之化，物极谓之变；阴可变为阳，阳可变为阴。只此一二，交感生成，气有不齐，物当其会，而变化之由，所从出矣。故阳始则温，阳极则热；阴始则凉，阴极则寒。温则生物，热则长物，凉则收物，寒则杀物，而变化之盛，于斯著矣。至若夷父羌母，蛮男苗女，子之肖形，虬髯短股；杏之接桃，梨之接李，实必异常，多甘少苦。迨夫以阴孕阳，以柔孕刚，以小孕大，以圆孕方，以水孕火，以紫孕黄，以曲孕直，以短孕长。知乎此，则可以和甘苦，可以平膻香，可以分经纬，可以调宫商，可以为蛇蝎，可以为鸾凰，可以为尧桀，可以为彭殇。庶胸次化同大象，而应用可以无方矣。

以常变言之，则常易不易，太极之理也；变易常易，造化之动也。常易不变，而能应变；变易不常，靡不体常。是常者，易之体；变者，易之用。古今不易易之体，随时变易易之用。人心未动常之体，物欲一生变之用。由是以推，则属阴属阳者，禀受之常也；或寒或热者，病生之变也。素大素小者，脉赋之常也；忽浮忽沉者，脉应之变也。恒劳恒逸者，居处之常也；乍荣乍辱者，盛衰之变也。瘦肥无改者，体貌之常也；声色顿异者，形容之变也。常者易以知，变者应难识。故以寒治热得其常，热因热用为何物？痛随利减得其常，塞因塞用为何物？检方疗病得其常，圆底方盖为何物？见病治病得其常，不治之治为何物？是以圣人仰观俯察，远求近取，体其常也；进德修业，因事制宜，通其变也。故曰不通变，不足以知常；不知常，不足以通变。知常变之道者，庶免乎依样画瓠卢，而可与语医中之权矣。

以鬼神言之，则阳之灵曰神，神者，伸也；阴之灵曰鬼，鬼者，归也。鬼神往来，都只是气。故曰鬼神者，二气之良能也。阳为天地之神，阴为天地之鬼，春夏为岁候之神，秋冬为岁候之鬼；昼午为时日之神，暮夜为时日之鬼。推之于人，则仁义礼智，君子之神；奸盗诈伪，小人之鬼。乐天知命，道德之神；阿谀诌容，势利之鬼。推之于医，则神圣工巧，得其神也；凡庸浅陋，类乎鬼也。精进日新，志唯神也；苟且殃人，心犹鬼也。察之形声，则坚凝深邃，形之神也；轻薄娇柔，形之鬼也。长洪圆亮，声之神也；短促轻微，声之鬼也。诊之脉色，则绵长和缓，脉之神也；细急休囚，脉之鬼也。清苍明净，色之神也；浅嫩灰颓，色之鬼也。是皆鬼神之征兆也。至若鬼神之原，尚有所谓。夫天地之鬼神，既不能出天地之外；而人物之鬼神，又安能外乎人心？是以在天地则有天地之鬼神，在人物则有人物之鬼神。善恶出之吾衷，良心自然难泯；强弱皆由阳气，神鬼判乎其中。以故多阳多善者，神强而鬼灭；多阴多恶者，气戾而鬼生。然则神鬼从心，皆由我造；灵通变幻，匪在他求。知乎此，而吉凶祸福之机，求诸心而尽之矣。

以死生言之，则人受天地之气以生，聚则为生，散则为死。故气之为物，聚而有形；物之为气，散归无象。丹经云：分阴未尽则不仙，分阳未尽则不死。故原始而来属乎阳，是生必生于复，阳生而至乾；反终而归属乎阴，是死必死于坤，阳尽而归土。得其阳者生，故阳无十，阳无终也；得其阴者死，故阴无一，阴无始也。是以阳候多语，阴证无声；无声者死，多语者生。魂强者多寤，魄强者多眠；多眠者少吉，多寤者易安。故善操斯柄者，欲拯其死，勿害其生；将逐其寇，勿伤其君。阴阳聚散即其理，剥、复消长是其机，而死生之道，尽乎其中矣。

以疾病言之，则泰为上下之交通；否是乾坤之隔绝。既济为心肾相谐，未济为阴阳各别。大过、小过，入则阴寒渐深，而出为癥痞之象；中孚、颐卦，中如土脏不足，而颐为臌胀之形。剥、复如隔阳脱阳，夬、姤如隔阴脱阴。观是阳衰之渐，遁藏阴长之因。姑象其概，无能赘陈。又若离火临乾，非头即脏。若逢兑卦，口肺相连。交坎互相利害，入东木火防炎。坤、艮虽然喜暖，太过亦恐枯干①。坎为木母，震、巽相便；若逢土位，反克最嫌。金水本为同气，失常燥湿相干。坤、艮居中，怕逢东旺；若当乾、兑，稍见安然。此虽以卦象而测病情，以坎、离而分水火。唯是坎本属水，而阳居乎中；离本属火，而阴藏乎内。故北方水地，一反存焉；南是火乡，二偏居上；东方阳木，八在其中；西是阴金，九当其位。可见离阳属火，半为假热难猜；坎水是阴，岂尽真寒易识？云从龙，风从虎，消长之机；水流湿，火就燥，死生之窍。倘知逆顺堪忧，须识假真颠倒。是以事变之多，譬诸人面。面人人殊，而天下之面皆相殊，古今之面无不殊。人面之殊，即如人心之殊，人心之殊，所以人病亦皆殊。此疾患之生，有不可以数计。今姑举其大纲，而书不尽言，言不尽意，神而明之，存乎人耳。然神莫神于易，易莫易于医，欲该医易，理只阴阳。故天下之万声，出于一阖一辟；天下之万数，出于一偶一奇；天下之万理，出于一动一静；天下之万象，出于一方一圆。方圆也，动静也，奇偶也，阖辟也，总不出于一与二也。故曰天地形也，其交也以乾

---

① 干，原文为"乾"。

坤；乾坤不用，其交也以坎离；坎离之道，曰阴曰阳而尽之。

然合而言之，则阴以阳为主，而天地之大德曰生。夫生也者，阳也，奇也，一也，丹也。易有万象，而欲以一字统之者，曰阳而已矣。生死事大，而欲以一字蔽之者，亦曰阳而已矣。虽曰阳为阴偶，而乾阳健运，阴为阳基，而坤静常宁。然坤之所以得宁者，何莫非乾阳之所为？故曰如艮其止，止是静，所以止之便是动。是以阴性虽狡，未尝不听命乎阳，而因其强弱以为进退也。所以元贯四德，春贯四时，而天地之道，阳常盈，阴常亏，以为万物生生之本，此先天造化之自然也。唯是阳如君子，阴如小人。君子则正大光明，独立不倚而留之难；小人则乘衅伺隙，无所不为而进之易。安得春光长不去，君子长不死？惜乎哉！阳盛必变，逝者如斯。故日中则昃，月盈则亏，亦象夫阳一而阴二，反觉阴多于阳，所以治世少而乱世多，君子少而小人多，期颐少而夭折多，此后天人欲之日滋也。是以持满捧盈，君子惧之。故圣人作易，至于消长之际，淑慝之分，则未尝不致其扶阳抑阴之意，非故恶夫阴也，亦畏其败坏阳德，而戕伐乎乾坤之生意耳。以故一阴之生，譬如一贼，履霜坚冰至，贵在谨乎微，此诚医学之纲领，生命之枢机也。

是以易之为书，一言一字，皆藏医学之指南；一象一爻，咸寓尊生之心鉴。故圣人立象以尽意，设卦以尽情伪，系辞焉以尽言，变而通之以尽利，鼓之舞之以尽神。虽不言医，而义尽其中矣。故天之变化，观易可见；人之情状，于象可验；病之阴阳，有法可按。丽于形者，不能无偶；施于色者，不能无辨。是以君子将有为也，察之以理，其应如向，神以知来，知以藏往，参伍以变，错综其数，通其变，极其数，寂然不动，感而遂通天下之故，非天下之至精至神，其孰能与于此？与于此者，大其道以合天地，廓其心以合至真，融其气以生万物，和其神以接兆民。是谓得天地之纲，知阴阳之房，见精神之窟，搜隐秘之藏。

然而易天地之易诚难，未敢曰斡旋造化；易身心之易还易，岂不可变理阴阳？故以易之变化参乎医，则有象莫非医，医尽回天之造化；以医之运用赞乎易，则一身都是易，易真系我之安危。予故曰易具医之理，医得易之用。学医不学易，必谓医学无难，如斯而已也。抑孰知目视者有所不见，耳听者有所不闻，终不免一曲之陋；知易不知医，必谓易理深玄，渺茫难用也，又何异畏寒者得裘不衣，畏饥者得羹不食，可惜了错过此生。然则医不可以无易，易不可以无医，设能兼而有之，则易之变化出乎天，医之运用由乎我。运一寻之木，转万斛之舟；拨一寸之机，发千钧之弩。为虚为实者易之，为寒为热者易之，为刚为柔者易之，为动为静者易之。高下者易其升降，表里者易其浮沉，缓急者易其先后，逆顺者易其假真。知机之道者，机触于目，神应于心。无能见有，实能见虚，前知所向，后知所居。故可以易危为安，易乱为治，易亡为存，易祸为福。致心于玄境，致身于寿域。气数可以挽回，天地可以反复，固无往而非医，亦无往而非易，易之与医，宁有二哉？然而用易者，所用在变；用医者，所用在宜。宜中有变，变即宜也；变中有宜，宜即变也。第恐求宜于变，则千变万变，孰者为宜？求变于宜，则此宜彼宜，反滋多变。有善求者，能于纷杂中，而独知所归，千万中而独握其一，斯真知医易之要者矣。

然而知归知一，岂易言哉？余忽于孔子之言，有以得之，曰知止而后有定也。夫止即归之根，一之极也。盖病之止，止于生；功之止，止于成；恶之止，止于去；善之止，止于积。事之得失也，必有际，际即止也；数之利钝也，必有垠，垠即止也。至若一动一静，一语一默之间，无不皆有所止。止之所在，即理之窟也，即化之基也，即不二之门也。能知止所，有不定乎？既定矣，有不静乎？既静矣，有不安乎？既安矣，有不虑乎？既虑矣，有不得乎？所得者何？得诸易即得其变，得诸医即得其宜。然则得由乎虑，而虑由乎止。所谓止者，意有在而言难达也，姑拟其近似者曰：易有不易之易，宜有不疑之宜，即止所也。又拟之曰：必先于不摇不动处，立定脚跟，然后于无二、无三处，认斯真一，亦止所也。夫止为得之本，得是止之末；得之生意萌乎止，止之实效归于得。观孟子曰：

不动心。邵尧夫不语禅曰：请观风急天寒夜，谁是当门定脚人？此二子之功夫，谓不从止处得来耶？止之为义，神哉至矣！是诚医易之门路也。有能知此，则福胎于祸者，何祸不消？危生于安者，何危不却？夫是之调养生主，何不可也？夫是之谓医国手，亦何不可也？又岂特以一匕之济，足云医易之义哉？

嗟乎！圣贤之心，千古一贯，乐吾斯道，仁爱无穷。秘发鬼神，二竖奚从逃遁？玄同天地，六宫焉有西东？醉造化于虚灵，弄壶中之日月；运阴阳于掌握，滴指上之阳春。至精至微，蒙圣人之教诲；其得其失，由自己之惰勤。五十学易，讵云已晚？一朝闻道，立证羲黄。即道即心，谁无先觉。余虽不敏，犹企医王。因尔重申其义曰：不知易不足以言太医。亦冀夫掖斯道之门墙。谨纪夫著论之岁月，则皇明之万历，壬子之一阳。

卦气方隅论

天地之气，始于子中。子居正北，其名朔方，又曰幽都。幽者，隐也，微也，谓万物未生，幽隐未可察也。朔者，尽也，初也，谓阴气之极，阳气之始也。邵子曰：阳气自北方而生，至北方而尽。故尧典谓北方为朔易，朔易者，除旧更新之谓也。盖其自子至亥，周而复始，以成东西南北，春夏秋冬之位。子午为阴阳之极，卯酉为阴阳之中，是为四正。四正定，而每隅间之以二，是为十二宫；

每隔间之以五，是为二十四向。

【再按】《洛书》九宫，位分八卦。伏羲八卦曰先天，其次则"乾"南"坤"北，"离"东"坎"西，以左右分数之。自南而东者，曰："'乾'一'兑'二，'离'三'震'四。"自西而北者，曰："'巽'五'坎'六，'艮'七'坤'八也。"文王八卦曰后天，"离"象火而居南，"坎"象水而居北，"震"象木而居东，"兑"象金而居西。以次而数，则"乾"起西北，顺而左旋，曰："'乾''坎''艮''震''巽''离''坤''兑'，以周八宫也。"

先天以乾、坤分天地，而定上下之位；后天以坎、离分水火，而定南北之方。先天以乾居正南，坤居正北，其阳在南，其阴在北；后天以乾居西北，坤居西南，其阳在北，其阴在南。故先天以巽、离、兑虽为阴卦，而本乎乾体，故位于上；震、坎、艮虽为阳卦，而本乎坤体，故位于下。后天以乾来交坤，化为坎水而居北；坤去交乾，变为离火而居南。天体倚北，而偏于西，故乾之退位于西北；地体属土而继乎火，故坤之寄位于西南。巽居东南，木先火地；艮止东北，因对坤方。乾父在北，故坎、艮、震三子，随之而居下；坤母在南，故巽、离、兑三女，随之而向前。先天以上下分左右，故以乾、坤为纵，六子为横；后天以东西界阴阳，故以震、兑为横，六卦为纵。先天以乾、坤之末交二至，离为日，故升于东；坎为月，故生于西。后天以震、兑之中当二分，自震而南，巽、离为木火之地；自兑而北，乾、坎为金水之乡。故易传曰：帝出乎震，齐乎巽，相见乎离，致役乎坤，悦言乎兑，战乎乾，劳乎坎，成言乎艮。正以明东南春夏之盛，西北秋冬之衰。是先天者，所以言六合之象；后天者，所以明气候之详。故邵子曰：先天为易之体，后天为易之用也。

夫天体正圆，面南背北。南北两极，乃其运转之枢。北极居上而为尊，南极居下而为对。邵子曰：天之阳在南，阴在北；地之阴在南，阳在北。天阳在南，故日处之；地刚在北，故山处之。河图括地象曰：西北为天门，东南为地户。内经曰：天不足西北，地不满东南。故曰天门无上，地户无下。又曰：东南方阳也，阳者，其精降于下；西北方阴也，阴者，其精奉于上。故阳降于下，则阳盛阴微，而东南之方常多热；阴奉于上，则阴盛阳微，而西北之地常多寒。昆仑峙于西北，故西北高而多山；沧海浴于东南，故东南下而多水。高者多寒，下者多热，东南阳胜，则气为熏蒸，而春夏之气多烟雾；西北阴胜，则气为凛冽，而秋冬之气多风霾。

中国形胜，居昆仑之东南，故天下之山脉皆起于昆仑。山脉之所起，即水源之所发。是以中国之山，自西北而来；中国之水，亦自西北而发。朱子曰：大凡两水夹行，中间必有山；两山夹行，中间必有水。试考中国舆图，其山脉发自昆仑，委蛇①二万四千三百余里，而入中国，分大龙为三障于外，大河为两川于中，以成中国河山之胜概。由是四方立，而有十二辰之会；二十八宿辨，而有分野之详。三代分为九州，虞舜分为十二州，周末分为十二国，秦为三十六郡，汉为十三部，晋为十九州，宋为二十二州，唐为十道，宋为二十三路，元为十二省二十二道，至我朝则分为两直隶十三省，而天象舆图，古今一致矣。

① 委蛇：逶迤。

类经附翼

二卷　律原

（明）张景岳著

五音五行清浊图

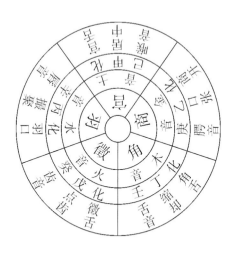

宫音，五音之首，其声极长极下极浊；徵音，宫所生，其声次短、次高、次清；商音，徵所生，其声次长、次下、次浊；羽音，商所生，其声极短、极高、极清；角音，羽所生，其声在长短高下清浊之间。

律吕相生卦气图

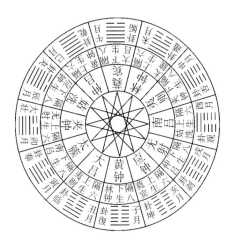

此图长律下
生短律，短律上
生长律，下生者
皆左旋隔八，上
生者皆右旋隔六。

律解

乐者，天地之和气也。律吕者，乐之声音也。盖人有性情，则有诗辞；有诗辞则有歌咏，歌咏生则被之五音而为乐，音乐生必调之律吕而和声。书曰：诗言志，歌永言，声依永，律和声。此之谓也。是律也者，出乎声音而为正乐之具也。乐记曰：乐者，音之所由生也，其本在人心之感于物也。是故，其哀心感者，其声噍以杀；其乐心感者，其声啴以缓；其喜心感者，其声发以散；其怒心感者，其声粗以厉；其敬心感者，其声直以廉；其爱心感者，其声和以柔。六者非性也，感于物而后动也。又曰：治世之音安以乐，其政和；乱世之音怨以怒，其政乖；亡国之音哀以思，其民困。声音之道，与政通矣。是故知律吕声音之道者，可以行天地人事也。律吕相感而声音生，天地万物之情见于此矣。"嚼"，音焦。"杀"，音赛。"啴"，昌展切。

律原

律乃天地之正气，人之中声也。律由声出，音以声生。礼曰：声成文谓之音。音之数五，律之数六，分阴分阳，则音以宫、商、角、徵、羽，分太少而为十，故音以应日。律以黄钟、太簇、姑洗、蕤宾、夷则、无射为阳，是为六律；林钟、南吕、应钟、大吕、夹钟、仲吕为阴，是为六吕。合而言之，是为十二律，故律以应辰。一律所生，各有五音，十二律而生六十音，因而六之，六六三百六十音，以当一岁之日，故曰律历之数，天地之道也。然律吕皆生于黄钟，而黄钟为万事之本，一阳之律也。黄者，土德之色；钟者，气之所种，所以言其本也。律生于冬至，气起于一阳，所以言其始也。故黄钟之声中而正，合德于土也；黄钟之音重而浊，发声于初也。观康节先生冬至吟曰：冬至子之半，天心无改移。一阳初起处，万物未生时。玄酒味方淡，太音声正希。此言如不信，更请问庖牺。夫玄酒方淡，指天一之初生；太音正希，谓黄钟之将起。知乎此，则知黄钟之为义矣。

黄钟为万事本

欧阳子曰：造律者以黍。一黍之广，积为分寸以著于度；一黍多少，积为圭合以著于量；一黍铢两，积为轻重以著于权衡。三者皆起于黄钟，故曰万事之本。

郑世子曰：夫度量权量，所以取法于黄钟者，盖贵其与天地之气相应也。朱子所谓与先天图一般者。夫先天图者，河图洛书也。河图之位十，天地之体数也。洛书之位九，天地之用数也。盖一切万事，不离阴阳，图书二义，则阴阳之道尽矣，是为律历之本原，数学之鼻祖也。故古人筹律之妙，唯此二种而已。一以纵黍之长为分，九分为寸，九寸为黄钟，九而九之，得八十一分，取象洛书之九，自相乘之数也，是为律本，此载于淮南子者。一以横黍之广为分，十分为寸，十寸为黄钟，十而十之，得百分，取象河图之十，自相乘之数也，是为度母，此载于太史公者。二术虽异，其律则同。盖纵黍之八十一分，适当横黍之百分；而横黍之广，适与纵黍之长相合耳。此河图之偶，洛书之奇，参伍错综而律度方备。诚天地自然之妙，非由人力安排者也。二法之外，本无九十分为黄钟者，至于刘歆、班固，乃以九十分为黄钟，是又合于斜黍度者，推原其误，盖自京房始，房时去古未远，明知古法九分为寸，以其布算颇烦，初学难晓，乃创为之法而变九为十。故前后汉志皆云九寸。今人宗九寸不宗余法者，惑

类经附翼

类经附翼

于汉志之偏见耳。苟能变通而不惑于一偏，则纵横斜黍，皆合黄钟之律矣。

辨黍

唐礼乐志曰：声无形而乐有器。古之作乐者，知夫器之必有敝，而声不可以言传，惧夫器失而声遂亡也，乃多为之法以著之。故求声者以律，而造律者以黍。自一黍之广，积而为分寸；一黍之多，积而为龠合；一黍之重，积而为铢两。是三物者亦必有时而敝，则又总其法而著之于数，使其分寸、龠合、铢两，皆起于黄钟，然后律度量衡相用为表里，使得律者可以制度量衡，因度量衡亦可以制律。此古君子知物之终始，而忧世之虑深，其多为之法，而丁宁纤悉，可为至矣。然黄钟之律生于尺，而尺乃生于黍，累黍造尺，不过三法，皆自古有之。曰横黍者，一黍之广为一分也；曰纵黍者，一黍之长为一分也；曰斜黍者，非纵非横而斜倚相排也。凡黄钟之长，以横黍言之则为一百分，太史公所谓子一分是也；以纵黍言之则为八十一分，淮南子所谓其数八十一是也；以斜黍言之则为九十分，前后汉志所谓九十分是也。三法虽异，而律则同也。择黍之法，以上党境内土地肥处产者为佳，即今之糯小米，俗名黄米者是也。郑世子曰：古上党郡，即今山西潞安州，境内产五色黍。其黑色黍亦有数种：软黍堪酿酒者名秬，硬黍堪炊饭者名穄，一稃内两颗黍名秠。律家所用，唯秬而已。古云取秬黍中者，盖谓中用之黍，非中等之谓。如俗语选物曰中用不中用，亦非指中等也。或曰中字读去声，谓中式也，其义亦通。诗曰：诞降嘉种，唯秬唯秠。既用一嘉字，其义可见，则知异常者方为嘉种。且秬之为言巨也，盖谓最大者为佳。黍大则尺大，而黄钟之声遂浊；黍小则尺小，而黄钟之声遂清。夫黄钟之音宫音也，最长最浊，是其本体，然则黍之最大者乃为真秬黍耳。后人不知此理，而泥于汉志中黍之文，遂致所累之尺短，所造之乐哀，非中和之音矣，此不可不辨也。"龠"，音药。"秬"，音巨。"穄"，音祭。"稃"，音夫。"秠"，飘米切。

律候阴阳相生

郑世子曰：按阳律生阴，下生；阴律生阳，上生。阴阳之分，古有二说：其一说者，十二律吕，各照方位，在子午以东属阳，子午以西属阴。是故子黄钟，一阳复卦；丑大吕，二阳临卦；寅太簇，三阳泰卦；卯夹钟，四阳大壮卦；辰姑洗，五阳夬卦；巳仲吕，六阳乾卦；午蕤宾，一阴姤卦；未林钟，二阴遁卦；申夷则，三阴否卦；酉南吕，四阴观卦；戌无射，五阴剥卦；亥应钟，六阴坤卦。乾为老阳，故仲吕亢极不生；坤为老阴，故应钟极短为终。大吕、夹钟、仲吕，三吕以阴居阳，故皆属阳。蕤宾、夷则、无射，三律以阳居阴，故皆属阴。凡律清者，皆上生；浊者，皆下生。此一说也。又一说云：六律数奇属阳，六吕数偶属阴，是故子黄钟，乾之初九；寅太簇，乾之九二；辰姑洗，乾之九三；午蕤宾，乾之九四；申夷则，乾之九五；戌无射，乾之上九。此六律数奇，各居本位属阳也。丑林钟，坤之初六；卯南吕，坤之六二；巳应钟，坤之六三；未大吕，坤之六四；酉夹钟，坤之六五；亥仲吕，坤之上六。此六吕数偶，各居对冲属阴也。居本位者皆下生，居对冲者皆上生，此又一说也。以上二说，自汉至今，是非不决。盖太史公律书兼有此二种，故汉、晋、梁、唐争执不定，而朱子经世大训，所解甚明。盖以一岁言，则冬至以后属阳，夏至以后属阴；以一日言，则子时以后属阳，午时以后属阴，所谓大阴阳也。子阳丑阴、寅阳卯阴之类，所谓小阴阳也。律吕阳下生阴，阴上生阳，盖指其大者耳。凡阴吕居阳方，即皆属阳；阳律居阴方，即皆属阴。故别论小阴阳，乃变例也。其余诸律，则只论大阴阳乃正例也。朱子此论，非蔡元定所及。一曰：律左吕右，其行不同，如筮法然。故黄钟至仲吕，子至巳阳升阴退，故律生吕言下生，吕生律言上生；蕤宾至应钟，午至亥阴升阳退，故律生吕言上生，吕生律言下生。至午而变，故蕤宾重上生。若论捷法，不出乾、坤六阳六阴者为便。子寅辰午申戌，黄太姑蕤夷无，一如乾之左旋，是之谓律而下生；未巳卯丑亥酉，林仲夹大应南，又如坤之右转，是之谓吕而上生。此郑玄筮法之言，得之太玄也。

隔八隔六相生

郑世子曰：律吕相生，左旋隔八，则右转隔六；右转隔八，则左旋隔六。何谓左旋隔八，右转隔六？如黄生林，林生太，太生南，南生姑，姑生应，应生蕤，蕤生大，大生夷，夷生夹，夹生无，无生仲，仲生黄是也。何谓右转隔八，左旋隔六？如黄生仲，仲生无，无生夹，夹生夷，夷生大，大生蕤，蕤生应，应生姑，姑生南，南生太，太生林，林生黄是也。右转左旋，左右逢源，周而复始，循环无端，乃律吕之妙。古人算律，往而不返，但晓右旋，不知右转，此所以未密也。律管有大小，大生小为下生，小生大为上生，一言尽之矣。黄钟至大而应钟至小，故为上下终始也。

三分损益

天地之间，声之大者如雷霆，小者如蠓蚁，皆不得其和。故圣人设音律以调之，而后声之大者不过宫，声之小者不过羽，其于和阴阳、赞化育之道，莫善于此，乃为三分损益之法，以正五音。然音止于五，犹不足以尽其变，由是截竹为管，作十二律以应十二月，而亦以三分损益之法正之。如黄钟为宫，宫者音之君也，一阳之律也。阳生于子而数始于九，因而九之，九九八十一而黄钟之数立焉。阳下生阴，长管生短管也，三损其一则为短；阴上生阳，短管生长管也，三益其一则为长。如黄钟九寸，分九为三而去其一，则为六寸，便为隔八下生林钟六月之管。又三分林钟之六而益其一，以二加六得八寸，便为上生太簇正月之管。余律亦然。又以宫数数之，九九八十一，宫音也；三分去其一，分二十七，则得五十四，为徵音；以五十四为三分，而又添一分十八，则得七十二，为商音；以七十二为三分，而损去一分二十四，则得四十八，为羽音；以四十八为三分，而又添一分十六，则得六十四，为角音。此音律三分损益之数，皆出于自然而然。

古人算律有三种：其一，以黄钟为九寸，每寸九分，共计八十一分；其二，以黄钟为十寸，每寸十分，共计百分；其三，以黄钟为九寸，每寸十分，共计九十分。

其一，出淮南子及晋书、宋书。此纵黍度也。

黄钟之数八十一。一曰八寸一分，下同。宫音数也。

林钟之数五十四。徵音同。

太簇之数七十二。商音同。

南吕之数四十八。羽音同。

姑洗之数六十四。角音同。

应钟之数四十三。

蕤宾之数五十七。

大吕之数七十六。

夷则之数五十一。

夹钟之数六十八。

无射之数四十五。

仲吕之数六十。

其二，出太史公律书。此横黍度也。

黄钟长十寸。整一百分，如前三分损益相生，得林钟之数，长六寸六分六厘六毫，太簇之数长八寸八分八厘八毫，而十二律之数自见。

其三，出京房律准及后汉志。此斜黍度也。

黄钟长九寸。每寸十分，如前三分损益相生，各得十二律之数。

上古法，下生者三分减一，三减其一则为二，故用二因三归；上生者三分添一，以三添一则为四，故用四因三归。别法，下生者五十乘之，七十五除之；上生者一百乘之，七十五除之。所得与古同，而算法不同。

假如黄钟长十寸，古法置黄钟为实，下生者二因三归，得林钟。别法，以五十乘之，七十五除之，亦得林钟。

又如：林钟长六寸六分六厘六毫。古法，置林钟为实，上生者四因三归，得太簇。别法，以一百乘之，七十五除之，亦得太簇。余仿此。

一律生五音

十二律各就其宫以起四声，而后六十律之声备。非以黄钟定为宫，太簇定为商，姑洗定为角，林钟定为徵，南吕定为羽也。如黄钟属子，子有五焉：甲子徵，丙子羽，戊子宫，庚子角，壬子商，此黄钟五声也。大吕亦有五焉：乙丑、丁丑、己丑、辛丑、癸丑，五音亦如之。余律自寅至亥皆然。朱子曰：律凡十二，各以本律为宫而生四律。如黄钟为宫，则太簇为商，姑洗为角，林钟为徵，南吕为羽，是黄钟一宫之声也。若林钟为宫，则南吕为商，应钟为角，太簇为徵，姑洗为羽，是林钟一宫之声也。夫五音长短之序，则宫商角徵羽；五音相生之序，则宫徵商羽角。故黄钟之宫作而林钟之徵应，大吕之宫作而夷则之徵应，天然妙合，不假人为，所谓同声相应者也。

律吕夫妻母子

黄钟乾之初九，下生林钟为坤之初六；林钟上生太簇为乾之九二，太簇下生南吕坤之六二；南吕上生姑洗乾之九三，姑洗下生应钟坤之六三；应钟上生蕤宾乾之九四，蕤宾下生大吕坤之六四；大吕上生夷则乾之九五，夷则下生夹钟坤之六五；夹钟上生无射乾之上九，无射下生仲吕坤之上六。如初九生初六，一阳一阴也，是为同位，同位者象夫妻；初六生九二，一阴二阳也，是为异位，异位者象母子。所谓律娶妻而吕生子也。

声音翻切

邵子曰：律感吕而声生，吕感律而音生。故声为律，律为阳，律有辟翕；音为吕，吕为阴，吕有唱和。律随天而变，吕随地而化。辟随阳而出，翕随阴而入；唱随刚而上，和随柔而下。然后律吕随声音，宫徵羽角之道，各得其正矣。伊川先生曰：一辟一翕，而平上去入备；一唱一和，而开发收闭备。平上去入备，而万声生；开发收闭备，而万音生。故康节以二百六十四字母，总括律吕声音之数。其内用一百五十二字括音，一百十二字括声。音与声互相翻切，各得一万七千二十四音声。音为母，声为韵；音分唇舌牙齿喉，声分平上去入；音辨开发收闭，声别内外八转，而音声之道尽之矣。

候气辨疑

候气之说，古之所无。埋管飞灰以候十二月之气，不经之谈也，学者惑①之久矣。自宋元以来，诸儒皆未尝辨论，近赖本朝二三儒臣，渐得辨明，今采其略以解后世之疑，或有不无少补者。

【按】《王氏家藏集》曰："天地之气，有升有降。天气降，地气升，则达而为阳；天气升，地气降，则闭而为阴。时之寒暑其气也，日之进退其机也。气无微不入者也，达即不可御矣。岂拘拘于九寸之间哉？岂胶固留滞于方寸之差而月余始达以应耶？若曰夏至以前阳律应，冬至以前阴律应，

---

① 惑：原文为"感"。

是一岁之中，阴阳皆上升而不下降矣，天下古今，安有是理？故曰谬幽之说也。"

【又按】刘氏《乐经元义》曰："六律为阳，阳数九而始于子，故黄钟象阳，以次而短，至无射而极；六吕为阴，阴数六而始于未，故林钟象阴，以次而短，至仲吕而极。此十二律取象取义于十二月之微旨也。后世既不识月令肇造之原，又不识圣王造律简易之心，遂以十二律为神物，真可以通天地而合神明。及考其法，皆极为不通，然后知其非圣人之制也。夫一岁之气，有升有降，天气上升，地气下降，闭塞而为阴，秋冬之事也。升者上，降者下，埋管于地，将谁候乎？天气下降，地气上升，畅达而为阳，春夏之事也。氤氲两间，发育万物，地下无气不可候矣，气无微而不入者也。十二管飞则皆飞，不飞则皆不飞。若曰冬至动黄钟，夏至动蕤宾，其余皆以辰位应动不爽，是气为有知，择管而入；管为有知，择气而施，天下古今有是理乎？其说始于张苍《定律》。推五胜之法，京房、刘歆又附①会以五行幽谬之术，大叛于先王之教也。"

【又按】何氏《乐律管见》曰："律吕本为正五音而设，候气其用之一端耳。或问古有十二律管候气之法，其理何如？曰：此相传之讹也。候气止用黄钟之管，候子月冬至之气，余月则否。何以知之？盖古法占候，恒在岁始，冬至盖阳生之始也，气在地中，且无形可见，故以黄钟之管候之。当冬

---

① 附：原文为"傅"。

至之日，气至灰飞，则气节相应，是为和平。若气至灰飞在冬至之前，或在其后，则为太过不及，于是乎有占，与冬至登台望云物以占吉凶，盖同一意也。若谓余月皆候，则丑月阳气未出地中，候之犹可，寅月以后，阳气已出地上，又何候乎？况午月以后，阳气皆自上降下，又安有飞灰之理？然则谓十二月皆以律管候气者非也，其为相传之谬无疑矣。"

郑世子曰：候气之说，六经不载，即邹衍吹律生黍，京房吹律知姓，亦无吹灰之说。或谓始于蔡邕，然邕月令章句，但云律，率也，率公之管也。截竹为管谓之律。律者，清浊之率法也。声之清浊以律长短为制，亦为按月奏乐言也。前汉志言律甚详，但云律吕唱和，以育生成化，歌奏用焉而已，初无吹灰之说。吹灰之说，其始于后汉乎！光武以谶兴，命解经从谶，汉儒遵时制，不得不然也。隋唐以后，疏家递相祖述，而遂为定论矣。

【按】后汉、晋、隋志所载候气之法，各有异同。既云以木为案，加律其上；又云埋之，上与地平；又云置于案上而以土埋之，上平于地。此置律有浅深高下，其说不一也。既云以葭莩灰抑其内端，气至者灰去；又云以竹莩灰实律中，以罗縠复律口，气至吹灰动縠，而有小动、大动、不动三说。又云灰飞冲素散出于外，而气应有早晚，灰飞有多少，其说又不一也。总似道听途说，而未尝试验耳。又如后齐信都芳，埋轮扇以测二十四气，尤为虚诞。孟子曰："尽信书，则不如无书。"儒家以格物穷理为要务，乃被无稽之辞欺惑千载而未能觉，则格物致知之学安在哉？"率"，音律，率之正体，约数也。

律管

郑世子曰：八音之内，当以竹音为首；竹音之内，当以律管为首。律管之为器，吹之以候气，奏之以和声。尧典所谓律和声，月令所谓律中某之类，皆指律管而言。是知管即律，律即管，一物而二名也。形而上者谓之道，形而下者谓之器。律者其道也，管者其器也。书曰：下管鞀鼓。诗曰：磬管将将，嘒嘒管声。礼曰：下管新宫。下而管象，与夫孤竹、孙竹、阴竹之管，皆是物也。然则先王雅乐，何尝不用管哉？近代雅乐废之何也？盖由前儒不识管者，谓管如笛而小，并两而吹，疏引广雅云：管长尺围寸，八孔无底。或云六孔，此汉大予乐官之双管，非古所谓管也。今按八孔双管，声如头管，俚俗有之，不入雅乐，旧说非是。后儒不识管者，谓管除皆子外，长六寸余。此系教坊俗乐之头管，亦非所谓管也。所谓管者无孔，凡有孔者非也。唯管端开豁口，状如洞箫，形似洞门，俗名洞箫者以此。礼运载孔子之言曰：五声六律十二管，还相为宫。据此明言管有十二，而世儒只知双管、头管何哉？"鞀"，音桃。"嘒"，音讳。

【按】《律吕精义》管制有三，即前纵黍、斜黍、横黍之谓。依纵黍尺，黄钟管长八寸一分，外径四分零五毫，内径二分八厘六毫，吹口广一分四厘三毫；斜黍尺长九寸；横黍尺长一尺，三制围径之数，及十二管详数，具载本书，兹不备录。

黄钟生度

历代尺度，皆本诸黄钟，而损益不同。有以黄钟之长均作九寸，而寸皆九分，此黄帝命伶伦始造律之尺也，是名古律尺，又名纵黍尺。选中式之秬黍，一黍之纵长，命为一分，九分为一寸，九寸共八十一分，是为一尺。有以黄钟之长，均作十寸，而寸皆十分者，此舜同律度量衡之尺，至夏后氏而未尝改，故名夏尺。传曰夏禹十寸为尺，盖指此尺也。又名古度尺，又名横黍尺。选中式之秬黍，一黍之横广，命为一分，十分为一寸，十寸共计百分，是为一尺。有以黄钟之长，均作四段，加出一段而为尺者，此商尺也。适当夏尺十二寸五分。传曰成汤十二寸为尺，盖指此尺也。有以黄钟之长，均作五段，减去一段而为尺者，此周尺也。适当夏尺八寸，传曰武王八寸为尺，盖指此尺也。有以黄钟之长，均作九寸，外加一寸为尺者，此汉尺也。唐尺即成汤尺，而唐人用之，故又名唐尺。宋尺即黄帝尺，而宋人用之，故又名宋尺。上七代，尺共五种。纵黍之尺，黄帝尺也，宋尺也；横黍之尺，夏尺也；斜黍之尺，汉尺也。互相考证，皆有补于律者。

蔡元定曰：周家十寸、八寸，皆为尺。以十寸之尺起度，则十尺为丈，十丈为引；以八寸之尺起度，则八尺为寻，倍寻为常。说文曰：十寸为尺，八寸为咫。然则尺之与咫，二器之名也。今人但知八寸为咫，乃别是一物之名，而非尺也。

礼记王制曰：古者以周尺八尺为步，今以周尺六尺四寸为步。《礼记·王制》撰自汉文时，郑世子曰："今以周尺。""周"字当作"夏"字。陈祥道曰："六尺四寸者，十寸之尺也。十寸尺之六尺四寸，乃八寸尺之八尺也。"

小尔雅广度篇曰：跬，一举足也，倍跬谓之步。跬，音傀。司马法曰：六尺为步。

郑世子曰：按唐虞及夏后氏之制步也，皆以夏尺六尺为步；商以夏尺一尺二寸五分为尺，故以五尺为步；周以夏尺八寸为尺，故以八尺为步。置一尺二寸五分为实，五因，得六尺二寸五分。置八寸为实，八因，得六尺四寸。然则商之一步，乃夏尺六尺二寸五分。周之一步，乃夏尺六尺四寸也。今工部收藏宝源局所铸量地铜尺，五尺为步。今之五尺，乃夏尺之六尺四寸，周之八尺也。以夏尺八寸均作十寸，即周尺也，周尺最小；以夏尺一尺二寸五分，均作十寸，即商尺也。商尺最大，即今木匠所用曲尺也。盖自鲁班[①]家传以至于唐，唐人谓之大尺。由唐至今用之，名曰今尺，又名营造尺。盖此尺即殷汤尺也。去二寸即夏禹之尺，夏禹之尺去二寸，即周武王之尺。是今一曲尺，

① 班：原文为"般"。

包括三代之制，不待累黍而自明矣。且夫黄帝至于舜禹，历世因仍，未尝损益，唯殷周始改统易朔，而损益之道兴焉。故又因此以知黄帝针经孔穴，舜同律度量衡，皆与夏尺同，而禹之身为度者，亦因夏尺而可想见也。

又曰：岐伯云八尺之士，与周礼云人长八尺相符，则是上自黄帝，下至成周，数千年间，人与尺度，未尝有异。此盖言魁伟丈夫之身，非众人之度也。故黄帝问于伯高曰众人之度，长七尺五寸是也。外台亦作七尺五寸，正与此同。梁陶弘景撰本草序录，一用累黍之法，孙思邈从而用之。其书言尺则用夏家古尺，而又参诸司马法六尺为步，以互证之。其立意之精，岂寻常医家者所及？但孙氏云夏尺古尺，即江淮吴越所用八寸小尺是也，当唐尺八寸。唐会要云：唐高祖武德四年，行开元通宝钱，径八分，盖唐尺之八分也。夫一钱径八分，十钱径八寸，即孙氏所谓夏家古尺之一尺也。开元钱今固有之，以钱考尺，则尺可知矣。近世医家，取同身寸法，其说一出，无复考古，幸孙氏之方及唐会要可证耳。众人身度，当以黍尺七尺五寸为准，其如曹交之长，九尺为有余；晏子之短，六尺为不足。二者折衷之，亦得七尺五寸。故孔子、荀子皆谓七尺之体，为中人之率。黍尺七尺五寸，盖今曲尺六尺也。素问、周礼所谓八尺者，黍尺八尺，比今曲尺六尺四寸也，其伟人之度欤！故素问有八尺及七尺五寸二说，而庸俗弗晓古今尺度不同，乃谓古今人品有异，岂不谬哉？

类经附翼

步法三种

夏尺　六尺为步。比营造尺五尺短二寸。

商尺　五尺为步。即今营造尺。

周尺　八尺为步。比营造尺五尺长一寸二分。

今制三种尺

钞尺　即裁衣尺。三尺，是夏四尺，用四因三归。

铜尺　即量地尺。比裁衣尺短四分。

曲尺　即营造尺。比裁衣尺短六分，即商汤尺。

古制三种尺

商尺　法天。五尺为步，象天中数。

夏尺　法地。六尺为步，象地中数。

周尺　法人。八尺为步，以象纲常。

黍法三种尺

此下三尺，于营造尺减去二寸，是为真黄钟。

纵黍尺。九黍为寸，计八十一分，轩辕氏尺，宋尺宗之。

横黍尺。十黍为寸，计一百分，夏后氏尺，唐尺宗之。

斜黍尺。十黍为寸，九寸为尺，周景王尺，汉尺宗之。

黄钟生量

嘉量起于黄钟律龠。前汉志曰：量本起于黄钟之龠。龠者，黄钟律之实也。"律龠"，乐器也。尺寸之数与黄钟同，容黍一千二百粒，是为半合。"嘉量"，量器也。其形圆，以铜为之，下有圆足曰臀，上有两耳。量腹内径一尺四寸一分四厘微强，高深一尺，臀内径一尺，高深一寸，耳内径二寸五分，高深四寸。俱厚一分，造用夏尺。量腹容二十豆，是为一斛；臀容四升，是为一豆；耳容一十龠，是为一升。二图具《律吕全书》。嘉量为器，端直以应绳者，表里上下，皆端直也。平正以应准者，内外中边，皆平正也。后世好古之士，欲为此器者，八法之义，不可不知。八法者，律、度、量、衡、规、矩、绳、准也。此器体圆应规，函方应矩，端直应绳，平正应准，容受应量，轻重应衡，声音应律。八法具焉，是为嘉量矣。

五量所起

六十黍为圭。旧云六十四黍，四字衍文，今删之。

四圭为撮。三指撮之，曰撮。五撮为一龠，一千二百黍也。

十撮为合。黄钟律龠，容千二百黍，二龠为合也。

十合为升。

十升为斗。

《孙子算法》以六粟为圭，十圭为抄，十抄为撮，十撮为勺，十勺为合。此流俗之鄙谈，非先王之法制，儒者所不道也。

五量正数

即黄帝所设也，周公嘉量，太公旧量并同。

四豆为区。四升曰豆，区为一斗六升，三百二十龠，"区"，或作钪。

五区为釜。八斗也，为一千六百龠。釜，或作鬴，即所谓斛也。

倍釜为庚。十六斗也。庚，或作斞，又作逾，又作薮。

五庚为钟。八十斗也。

倍钟为秉。一百六十斗也。

陈氏三量

此非周制，而与汉制颇同。

五豆为区。二斗也，比旧区多四升。

五区为釜。十斗也，比旧釜多二斗。

十釜为钟。百斗也，比旧钟多二十斗。

我朝斛法

成化十五年奏准铸成斛法，依宝源局量地尺，斛口外方一尺，内方九寸；斛底外方一尺六寸，内方一尺五寸；

深一尺，厚三分；平秤一百斤。依古黍度尺算，斛口外方一尺二寸八分，内方一尺一寸五分有奇，底外方二尺零五分，内方一尺九寸二分；深一尺二寸八分，厚四分。郑世子曰："按古人未尝以五斗为斛，五斗为斛，盖自唐宋始也。算法依宝源局尺量，置斛口内方九寸，自乘，得八十一寸，置底一尺五寸自乘，得二百二十五寸，又以口底相乘，得一百三十五寸，三宗相并，得四百四十一寸，三归得一百四十七寸，以深一尺乘之，得一千四百七十寸，是为铁斛五斗实积，倍之得二千九百四十寸，是两铁斛，即十斗实积。然则今之斛法，非二千五百也。民间俗传算术，多以二千五百为斛法者，疑术士之杜撰也。"

黄钟生衡

衡曰平衡，谓欲得其平也。此器有小有大，总名曰衡，小者曰等，大者曰秤，古文作称。"称"，去声。

虞书曰律度量衡，言衡不言权；论语曰谨权量，言权不言衡。盖权衡合德而相须为用，举其一则可以互见矣。吴韦氏曰：衡有斤两之数，生于黄钟。黄钟之管，容秬黍千二百粒，是为一龠。二龠为合，合重一两。故律度量衡，于是乎生，而三代之制，权衡之起，信乎出于律矣。夫一龠所容，千二百黍之重，是为半合，即古之半两也。两龠所容三千四百黍之重，是为一合，即古之一两也。然则一升之重为十两，一斗之重为百两，一斛之重为千两矣。故一斤之重为一升六合，一均之重乃四斗八升，一石之重，乃一斛九斗二升也。权量相合，未有得其量而不得其权者。今考羊头山秬黍，以时制等子称之，其中者百粒得二分五厘整，积至两龠二千四百粒，称重六钱。可见今之六钱为古一两，今之六斤为古十斤，其余可以类推。大率古之于今，乃五分之三耳，先儒以为三分之一非也。置今求古则用六归，以古求今则用六因，求度量亦如之。但率法不同耳，度以八为率，今之八寸，即古之一尺；量以三为率，今之三斗，即古一斛；权以六为率，今之六钱，即古一两也。凡度量衡，以今求古，皆置今为实而用归；以古求今，皆置古为实而用因，则得之矣。

古今衡数不同

郑世子曰：按淮南子谓十二粟而当一分，十二分而当一铢，则一铢者，一百四十四粟也。汉志谓一千二百黍为十二铢，则一铢乃一百黍也。后汉志注又谓十粟重一圭，十圭重一铢，则一铢者亦唯百粟耳，更减淮南之数而不相合也。且汉制律度量衡，悉纷乱无纪。臣家有汉钱数十枚，凡若干种，每种虽度分寸仿佛，而厚薄轻重不匀，以汉食货志校之，彼志云：货泉重五铢，货布重二十五铢，大泉重十二铢，大布重二十四铢。臣以今时等子，将钱每种或十枚，或五枚，总称之以均其轻重，而用算法求之，合其一两之数，则大泉合今三钱三分，货泉合今三钱五分，货布合今三钱七分，大布合今三钱八分。此皆汉时一两之数，而率皆乖异，与宋吕大临考古图之说相同。大率汉之一两，唯有今之三钱半强，是汉三两为今之一两强。其数与秬黍之法不同者，盖因刘歆误以秠黍为秬，故律、度、量、衡，四器皆失之小，其余器皿，率多舛谬矣。又史言晋之秤两，不与古同；梁陈依古秤，齐以古秤一斤八两为一斤，后周玉秤四两，当古秤四两半，隋以古秤三斤为一斤，唐量衡与古校，皆三之一。然史文缺略，今不能得悉其数。唐孙真人千金方曰：古秤唯有铢两，而无分名，今则以十十当作百，传写之误。黍为一铢，六铢为一分，四分为一两。合今之六钱也。十六两为一斤，此则神农之称也。吴人以二两为一两，隋人以三两为一两，今依四分为一两秤为定。此唐秤十斤正合今之六斤。此说足以破其惑。而肘后方鹿鸣山序云：古方药品分两，灸穴分寸，与今不类，为古今人体大小或异，血脉亦有差焉。此说非也，宋林亿等千金方凡例曰：无稽之言，莫此为甚者是也。又如千金方所载药升之制，上径一寸，下径六分，深八分。此升甚小，不知何代之量有如此者？又云半夏一升，称重五两，校之不同。即所云诸药权量大率类此，姑存其说，以见度量、权衡、长短、大小、轻重之不同耳。隋、唐、宋、元之度量，校之累黍则失于长大；汉、魏、南北朝之度量，校之累黍则失于短小。宋儒论乐律者，率舍高而取下；论度量者，又舍大而取小。夫岂知适中之道

类经附翼

哉？今选羊头山秬黍中者一千二百粒，实于黄钟之龠无欠无余，以天平称之，整三钱，乃古半两也。两龠之黍，当天平六钱，为古一两。然则古秤一斤，当天平九两六钱。今之平秤一斤，是古一斤十两，盖三分两之二也。今大明钞尺七尺五寸，适合黍尺一丈；铁斛三升二合，适合黍量一斗；平秤九斤，适合黍权一秤。十五斤曰一秤。虽不同而实同，虽不用而实用，妙理存乎其间，而人未之知也。臣若不累黍亲验，亦不信有如此之妙。后世为钟律之学者，不可以其常用而忽之也。

五权所起 五者，权之余也。

权起于黍。黑色圆黍，一粒之重起。

十黍为累。以今等子校之，重二厘半。

十累为铢。百黍也，重二分半。

六铢为锱。六百黍也，重一钱五分，出《说文》。

四锱为两。黄钟两龠，二千四百黍也。

五权正数 五者，权之正也。

十六两为斤。古量一升六合黍之重，为今秤九两六钱。

十斤为衡。古量一斗六升黍之重，为今秤六斤。

三衡为均。古量四斗八升黍之重，为今秤十八斤。

四均为石。古量一石九斗二升黍之重，为今秤七十二斤。

四石为鼓。古量七石六斗八升黍之重，为今秤二百八十八斤。

拟古天平法马数 十得今之六。

一铢：一百黍之重，今之二分半。二铢三铢以上，以递而增。

十铢：一千黍之重，今之二钱五分。

十二铢：即黄钟 龠， 千二百黍之重，古之半两，今之三钱。

一两：两龠黍之重，今之六钱也。

八两：十六龠黍之重，即古半斤，今之四两八钱也。

一斤：三十二龠黍之重，今之九两六钱也。

类经附翼

类经附翼

三卷　求正录

（明）张景岳著

三焦包络命门辨附子宫血室。

客有问曰：三焦、包络、命门者，医家之要领，脏腑之大纲。或言其有状，或言其无形，或言三焦、包络为表里，或言三焦、命门为表里，或言五脏各一，唯肾有两，左为肾，右为命门。命门者，男子以藏精，女子以系胞。若此数者，弗能无疑，千载而下，议论不定。夫理无二致，岂容纷纷若是哉？果亦有归一之义否？

予曰：噫！医道之始，始自轩岐，轩岐之旨，昭诸灵素，灵素之妙，精确无遗。凡其所论，必因理而发；凡其命名，必因形而生。故内经之文，字无苟言，句无空发。自后凡绍此统者，孰能外灵素之范围？而今之所以纷纷者，不无其由，盖自难经始也。难经述灵素而作，为诸家之最先，因其颇有谬误，遂起后世之惑，三千年来，无敢违背，而后世之疑，莫可解救。请先悉三焦、心包络而次及其他焉。夫三焦者，五脏六腑之总司；包络者，少阴君主之护卫也。而二十五难曰：心主与三焦为表里，俱有名而无形。若谓表里，则是谓无形则非。夫名从形立，若果有名无形，则内经之言为凿空矣。其奈叔和、启玄而下，悉皆宗之，而直曰三焦无状空有名。自二子不能辨，此后孰能再辨？及至徐遁、陈无择，始创言三焦之形，云：有脂膜如掌大，正与膀胱相对，有二白脉自中出，夹脊而上贯于脑。予因遍考两经，在灵枢本输篇曰：三焦者，中渎之腑，水道出焉，属膀胱，是孤之腑也。本脏篇曰：密理厚皮者，三焦膀胱厚；粗理薄皮者，三焦膀胱薄。以及缓、急、直、结六者，各有所分。论勇篇曰：勇士者，目深以固，长衡直扬，三焦理横；怯士者，目大而不减，阴阳相失，其焦理纵。决气篇曰：上焦开发，宣五谷味，熏肤充身泽毛，若雾露之溉，是谓气。中焦受气取汁，变化而赤，是谓血。营卫生会篇曰：营出于中焦，卫出于下焦。又曰：上焦出于胃上口，并咽以上，贯膈而布胸中。中焦亦并胃中，出上焦之后，泌糟粕，蒸津液，化精微，而为血，以奉生身。故独得行于经隧，命曰营气。下焦者，别回肠，注于膀胱而渗入焉。故水谷者，居于胃中，成糟粕，下大肠而成下焦。又曰：上焦如雾，中焦如沤，下焦如渎。素问五脏别论曰：夫胃、大肠、小肠、三焦、膀胱，此五者天气之所生也。其气象天，故泻而不藏。六节脏象论曰：脾、胃、大肠、小肠、三焦、膀胱者，仓廪之本，营之居也，其在心包络。则灵枢邪客篇曰：心者五脏六腑之大主，其脏坚固，邪弗能容，容之则心伤，心伤则神去，神去则死矣。故诸邪之在于心者，皆在于心之包络。凡此是皆经旨。夫既曰无形矣，何以有水道之出？又何以有厚、薄、缓、急、直、结之分？又何以有曰纵、曰横之理？又何以如雾、如沤、如渎及谓气谓血之别？心主亦曰无形矣，则代心而受邪者在于心之包络，使无其形，又当受之何所？即此经文，有无可见。夫难经者，为发明内经之难，故曰难经。而难经实出于内经，今内经详其名状，难经言其无形，将从难经之无乎？抑从内经之有乎？再若徐、陈二子所言三焦之状，指为肾下之脂膜，果如其然，则何以名为三？又何以分为上、中、下？又何以言其为腑？此之为说，不知何所考据，更属不经。

客曰：心之包络，于文于义，犹为可晓，而古今诸贤历指其为裹心之膜，固无疑矣。至若三焦者，今既曰有形，又非徐、陈之论，然则果为何物耶？

曰：但以字义求之，则得之矣。夫所谓三者，象三才也，际上极下之谓也。所谓焦者，象火类也，色赤属阳之谓也。今夫人之一身，外自皮毛，内至脏腑，无巨无名，无细无目，其于腔腹周围上下全体，状若大囊者，果何物耶？且其著内一层，形色最赤，象如六合，总护诸阳，是非三焦而何？如五癃津液别论曰：三焦出气以温肌肉，充皮肤。固已显然指肌肉之内，脏腑之外为三焦也。

又如背俞^①篇曰：肺俞在三焦之间，心俞在五焦之间，膈俞在七焦之间，肝俞在九焦之间，脾俞在十一焦之间，肾俞在十四焦之间。岂非以躯体称焦乎？唯虞天民曰：三焦者，指腔子而言，总曰三焦，其体有脂膜，在腔子之内，包罗乎五脏六腑之外也。'此说近之，第亦未明焦字之义，而脂膜之说，未免又添一层矣。至其相配表里，则三焦为脏腑之外卫，心包络为君主之外卫。犹夫帝阙之重城，故皆属阳，均称相火，而其脉络，原自相通，允为表里。灵枢经脉篇曰：心主乎厥阴心包络之脉，起于胸中，出属心包络，下膈，历络三焦。手少阳之脉……散络心包。合心主。素问血气形志篇曰：手少阳与心主为表里。此固甚明，无庸辨也。

客曰：既三焦、心主为表里，何以复有命门、三焦表里之说？

曰：三焦、包络为表里，此内经一阴一阳之定耦，初无命门表里之说，亦无命门之名。唯灵枢·根结、卫气及素问阴阳离合等篇云：太阳根于至阴，结于命门。命门者，目也。此盖指太阳经穴终于睛明，睛明所夹之处，是为脑心，乃至命之处，故曰命门。此外并无左右肾之分，亦无右肾为命门之说，而命门之始，亦起于三十六难曰：肾有两者，非皆肾也。左者为肾，右者为命门。命门者，

① 俞，原文为"腧"，据当前用法，均改为"俞"。

精神之所舍，原气之所系，男子以藏精，女子以系胞。王叔和遂因之，而曰肾与命门俱出尺部，以致后世遂有命门表里之配，而内经实所无也。

客曰：内经既无命门，难经何以有之？而命门之解，终当何似？

曰：难经诸篇，皆出内经，而此命门，或必有据，意者去古既远，经之不无脱误，诚有如七难滑氏之注云者。滑氏注《七难》曰："首篇称经言二字，考之《灵》《素》无所见，岂越人之时，别有所谓上古文字耶？"将《内经》有之而后世脱简耶？是不可知也。唯是右肾为命门，男子以藏精，则左肾将藏何物乎？女子以系胞，则胞果何如而独系右肾乎？此所以不能无疑也。予因历考诸书，见黄庭经曰：上有黄庭下关元，后有幽阙前命门。又曰：闭塞命门似玉都。又曰：丹田之中精气微，玉房之中神门户。梁丘子注曰：男以藏精，女以约血，故曰门户。又曰：关元之中，男子藏精之所。元阳子曰：命门者，下丹田精气出飞之处也。是皆医家所未言，而实足为斯发明者。又脉经曰：肾以膀胱合为腑，合于下焦，在关元后，左为肾，右为子户。又曰：肾名胞门子户，尺中肾脉也。此言右为子户者，仍是右者为命门之说。细详诸言，默有以会。夫所谓子户者，即子宫也，即玉房之中也。俗名子肠，居直肠之前，膀胱之后，当关元、气海之间，男精女血，皆存乎此，而子由是生。故子宫者，实又男女之通称也。道家以先天真一之气藏乎此，为九还七返之基，故名之曰丹田。医家以冲、任之脉盛于此，则月事以时下，故名之曰血室。叶文叔曰：人受生之初，在胞胎之内，随母呼吸，受气而成，及乎生下，一点元灵之气，聚于脐下，自为呼吸。气之呼接乎天根，气之吸接乎地根。凡人之生，唯气为先，故又名为气海。然而名虽不同，而实则一子宫耳。子宫之下有一门，其在女者，可以手探而得，俗人名为产门；其在男者，于精泄之时，自有关阑知觉，请问此为何处？

客曰：得非此即命门耶？

曰：然也。请为再悉其解。夫身形未生之初，父母交会之际，男之施由此门而出，女之摄由此门而入，及胎元既足，复由此出，其出其入，皆由此门，谓非先天立命之门户乎？及乎既生，则三焦精气皆藏乎此，故金丹大要曰：气聚则精盈，精盈则气盛。梁丘子曰：人生系命于精。珠玉集曰：水是三才之祖，精为元气之根。然则精去则气去，气去则命去，其固其去，皆由此门，谓非后天立命之门户乎？再阅四十四难有七冲门者，皆指出入之处而言。故凡出入之所，皆谓之门，而此一门者，最为巨会，焉得无名？此非命门，更属何所？既知此处为命门，则男之藏精，女之系胞，皆有归著，而千古之疑，可顿释矣。

客曰：若夫然则命门既非右肾，而又曰子宫，是又别为一腑矣。何配何经，脉居何部？

曰：十二经之表里，阴阳固已配定，若以命门而再配一经，是肾脏唯一，而经居其两，必无是理。且夫命门者，子宫之门户也；子宫者，肾脏藏精之腑也。肾脏者，主先天真一之气，北门锁钥之司也，而其所以为锁钥者，正赖命门之闭固，蓄坎中之真阳，以为一身生化之原也。此命门与肾，本同一气，道经谓此当上下左右之中，其位象极，名为丹田。夫丹者，奇也，故统于北方天一之脏，而其外俞命门一穴，正见督脉十四椎中，是命门原属于肾，非又别为一腑也。三十九难亦曰：命门其气与肾通，则亦不离乎肾耳。唯是五脏各一，独肾有二，既有其二，象不无殊。譬以耳目一也，而左明于右；手足一也，而右强于左。故北之神有蛇武，蛇主阳而武主阴。两尺之脉分左右，左主水而右主火。夫左阳右阴，理之常也，而此曰左水右火，又何为然？盖肾属子中，气应冬至，当阴阳中分之位。自冬至之后，天左旋而时为春，斗杓建于析木，日月右行合在亥，辰次会于娵訾，是阳进一月，则会退一宫，而太阳渐行于右，人亦应之，故水位之右为火也。且人之四体，本以应地，地之刚在西北，亦当右尺为阳，理宜然者。故脉经以肾脏之脉配两尺，但当曰左尺主肾中之真阴，右尺主肾中之真阳，而命门为阳气之根，故随三焦相火之脉，同现于右尺则可，若谓左肾为肾，右肾为命门则不可也。虽然若分而言之，则左属水，右属火，而命门当附于右尺。合而言之，则命门象极，为消长之枢纽。左主升而右主降，前主阴而后主阳，故水象外暗而内明，坎卦内奇而外偶。肾两者，坎外之偶也；命门一者，坎中之奇也。一以统两，两以包一，是命门总主乎两肾，而两肾皆属于命门。故命门者，为水火之府，为阴阳之宅，为精气之海，为死生之窦。若命门亏损，则五脏六腑皆失所恃，而阴阳病变，无所不至。其为故也，正以天地发生之道，终始于下；万物盛衰之理，盈虚在根。故许学士独知补肾，薛立斋每重命门，二贤高见，迥出常人，盖得于王太仆所谓壮水之主，益火之原也。此诚性命之大本，医不知此，尚何足云？故予为申明，用广其义，即此篇前后诸论，虽多臆见，然悉揣经意，非敢妄言。凡我同心，幸为裁正。

大宝论

为人不可不知医，以命为重也，而命之所系，唯阴与阳，不识阴阳，焉知医理？此阴阳之不可不论也。

夫阴阳之体，曰乾与坤；阴阳之用，曰水与火；阴阳之化，曰形与气。以生杀言，则阳主生，阴主杀；以寒热言，则热为阳，寒为阴。若其生化之机，则阳先阴后，阳施阴受。先天因气以化形，阳生阴也；后天因形以化气，阴生阳也。形即精也，精即水也；神即气也，气即火也。阴阳二气，最不宜偏，不偏则气和而生物，偏则气乖而杀物。经曰：阴平阳秘，精神乃治；阴阳离决，精气乃绝。

此先王悯生民之夭厄，因创明医道以垂惠万世者，在教人以察阴阳、保生气而已也。故内经于阴阳之理，唯恐人之不明，而切切谆谆，言之再四。奈何后学，犹未能明。

余请先言其二，而后言其一。夫二者阴也，后天之形也；一者阳也，先天之气也。神由气化，而气本乎天，所以发生吾身者，即真阳之气也；形以精成，而精生于气，所以成立吾身者，即真阴之气也。观上古天真论曰：女子二七而后天癸至，男子二八而后天癸至。非若阴生在后，而阴成之难乎？又阴阳应象大论曰：人年四十，而阴气自半也。若非阴衰在前，而阴凋①之易乎？所谓阴者，即吾之精而造吾之形也。夫无形则无患，有形必有毁，故人生全盛之数，唯二八之后，以至四旬之外，前后只二十余年，而形体渐衰矣，此诚阴虚之象也。由此观之，即谓之阳道实，阴道虚，若无不可。故丹溪引日月之盈亏，以为阳常有余，阴常不足之论，而立补阴、大补等丸，以黄柏、知母为神丹，家传户用，其害孰甚？殊不知天癸之未至，本由乎气；而阴气之自半，亦由乎气。是形虽在阴，而气则仍从阳也。此死生之机，不可不辨。余所谓先言其二者，即此是也。

何谓其一？一即阳也，阳之为义大矣。夫阴以阳为主，所关于造化之原，而为性命之本者，唯斯而已。何以

---

① 凋：原文为雕。

见之？姑举其最要者，有三义焉。一曰形气之辨，二曰寒热之辨，三曰水火之辨。夫形气者，阳化气，阴成形，是形本属阴，而凡通体之温者，阳气也；一生之活者，阳气也；五官五脏之神明不测者，阳气也。及其既死，则身冷如冰，灵觉尽灭，形固存而气则去，此以阳脱在前，而阴留在后，是形气阴阳之辨也，非阴多于阳乎？二曰寒热者，热为阳，寒为阴，春夏之暖为阳，秋冬之寒为阴，当长夏之暑，万国如炉，其时也，凡草木昆虫，咸苦煎炙，然越热则越繁，不热则不盛。及乎一夕风霜，即僵枯遍野。是热能生物，而过热者唯病；寒无生意，而过寒则伐尽。然则热无伤，而寒可畏，此寒热阴阳之辨也，非寒强于热乎？三曰水火者，水为阴，火为阳也。造化之权，全在水火，而水火之象有四，则日为太阳，火为少阳，水为太阴，月为少阴，此四象之真形，而人所未达也。

余言未竟，适一耽医之客过余者，闻而异之曰：月本太阴，火岂少阳？古无是说，何据云然？亦有所谓乎？

曰：阳主乎外，阴主乎内，此阴阳之定位也。阳中无太阴，阴中无太阳，此阴阳之专主也。日丽乎天，此阳中之阳也，非太阳乎？月之在天，阳中之阴也，非少阴乎？水行于地，阴中之阴也，非太阴乎？火之在地，阴中之阳也，非少阳乎？此等大义，诚丹溪所未知，故引日月盈亏，以证阴阳虚实，亦焉知水大于月，独不虑阳之不足、阴之太过乎？

客曰：阴阳太少之说，固若有理，至于水大于月，便谓阴之有余，则凡天下之火不少也，阳岂独在于日乎？

曰：是更有妙理存也。夫阴阳之性，太者气刚，故日不可灭，水不可竭，此日为火之本，水为月之根也。少者气柔，故火有时息，月有时缺，此火是日之余，月是水之余也。唯其不灭者，方为真火，而时作时止者，岂即元阳？故唯真阳之火，乃能生物，而燎原之凡火，但能焦物、病物，未闻有以烘炙而生物者，是安可以火喻日也？

客曰：若如此言，则水诚太阴矣。然何以云天一生水，水非阳乎？又何以云水能生万物，水非生气乎？

曰：此问更妙。夫天一者，天之一也，一即阳也，无一则止于六耳。故水之生物者，赖此一也；水之化气者，亦赖此一也。不观乎春夏之水，土得之而能生能长者，非有此一乎？秋冬之水，土得之而不生不长者，非无此一乎？不唯不生而自且为冻，是水亦死矣。可见水之所以生，水之所以行，孰非阳气所主，此水中有阳耳，非水即为阳也。

客曰：然则生化之权，皆由阳气，彼言阳有余者，诚非谬也，而子反虑其不足，非过虑乎？

曰：余为此论，正为此耳，唯恐人之不悟，故首言形气，次言寒热，此言水火，总欲辨明阳非有余，不可不顾之义。夫阳主生，阴主杀，凡阳气不充，则生意不广，而况于无阳乎？故阳唯畏其衰，阴唯畏其盛，非阴能自盛也，阳衰则阴盛矣。凡万物之生由乎阳，万物之死亦由乎阳，非阳能死物也，阳来则生，阳去则死矣。试以太阳证之，可得其象。夫日行南陆，在时为冬，斯时也，非无日也，第稍远耳，便现严寒难御之若此，万物凋零之若此。然则天地之和者，唯此日也，万物之生者，亦唯此日也。设无此日，则天地虽大，一寒质耳，岂非六合尽冰壶，乾坤皆地狱乎？人是小乾坤，得阳则生，失阳则死。阳衰者，即亡阳之渐也。恃强者，即致衰之兆也。可不畏哉？故伏羲作易首制一爻，此立元阳之祖也；文王衍易，凡六十四卦，皆以阳喻君子，阴喻小人，此明阳气之德也；乾之彖曰：大哉乾元，万物资始，乃统天。此言元贯四德，阳为发育之首也。坤之初六曰：履霜，坚冰至。此虑阴之渐长，防其有妨化育也。大有之彖曰：大有元亨，火在天上，此言阳德之亨，无所不照也。系辞曰：天地之大德曰生。此切重生生之本也。内经曰：凡阴阳之要，阳密乃固。此言阴之所恃者，唯阳为主也。又曰：阳气者，若天与日，失其所，则折寿而不彰，故天运当以日光明。此言天之运，人之命，元元根本，总在太阳无两也。凡此经训，盖自伏羲、黄帝、文王、岐伯、周公、孔子，六大圣人，千古相传，若出一口，岂果余之私虑哉？由此言之，可见天之大宝，只此一丸红日；人之大宝，只此一息真阳。孰谓阳常有余，而欲以苦寒之物，伐此阳气，欲保生者可如是乎？

客曰：至哉！余得闻所生之自矣。然既有其道，岂无其法？欲固此阳，计从安出？

曰：但知根本，即其要也。曰：何为根本？曰：命门是也。曰：余闻土生万物，故脾胃为五脏六腑之本。子言命门，余未解也。曰：不观人之初生，生由脐带，脐接丹田，是为气海，即命门也。所谓命门者，先天之生我者，由此而受；后天之我生者，由此而栽也。夫生之门，即死之户，所以人之盛衰安危，皆系于此者，以其为生气之源，而气强则强，气衰则病，此虽至阴之地，而实元阳之宅。若彼脾胃者，乃后天水谷之本，犹属元阳之子耳。子欲知医，其母忽此所生之母焉。言难尽意，请再著真阴论以悉之何如？客忻然曰：愿再闻其义。

真阴论

凡物之死生，本由阳气；顾今人之病阴虚者，十常八九，又何谓哉？不知此一阴字，正阳气之根也。盖阴不可以无阳，非气无以生形也；阳不可以无阴，非形无以载气也。故物之生也，生于阳；物之成也，成于阴。此所谓元阴元阳，亦曰真精真气也。前篇言阴阳之生杀者，以寒热言其性用也；此篇言阴阳之生成者，以气质言其形体也。性用操消长之权，形体系存亡之本。欲知所以死生者，须察乎阳，察阳者，察其衰与不衰；欲知所以存亡者，须察乎阴，察阴者，察其坏与不坏。此保生之要法也。

稽之前辈，殊有误者，不识真阴面目，每多矫强立言。自河间主火之说行，而丹溪以寒苦为补阴，举世宗之，莫能禁止。揆厥所由，盖以热证明显，人多易见，寒证隐微，人多不知，而且于虚火、实火之间，尤为难辨，亦孰知实热为病者，十中不过三四；虚火为病者，十中常见六七。夫实热者，凡火也。凡火之盛，元气本无所伤，故可以苦寒折之，信手任心，何难之有？然当热去即止，不可过用，过则必伤元气，况可误认为火乎？虚火者，真阴之亏也。真阴不足，又岂苦劣难堪之物所能填补？矧沉寒之性，绝无生意，非唯不能补阴，抑且善败真火，若屡用之，多令人精寒无子，且未有不暗损寿元者，第阴性柔缓，而因循玩用，弗之觉耳。尝见多寿之人，无不慎节生冷，所以得全阳气，即有老人亦喜凉者，正以元阳本足，故能受寒，非寒凉之寿之也。由此观之，足证①余言之非谬矣。盖自余有知以来，目睹苦寒之害人者，已不可胜纪。此非时医之误，实二子传之而然，先王仁爱之德遭敝于此，使刘朱之言不息，则轩岐之泽不彰，是诚斯道之大魔，亦生民之厄运也。

夫成德掩瑕，岂非君子，余独何心，敢议先辈。盖恐争之不力，终使后人犹豫，长梦不醒，贻害弥深。顾余之念，但知有轩岐，而不知有诸子；但知有好生，而不知有

① 证，原文中为"徵"。

类经附翼

避讳，此言之不容已也。然言之不明，孰若无言。余请详言真阴之象、真阴之藏、真阴之用、真阴之病，真阴之治，以悉其义。

所谓真阴之象者，犹家宅也，犹器具也，犹妻妾也。所贵乎家宅者，所以蓄财也，无家宅则财必散矣；所贵乎器具者，所以保物也，无器具则物必毁矣；所贵乎妻妾者，所以助夫也，无妻妾则夫必荡矣。此阴以阳为主，阳以阴为根也。经曰：五脏者，主藏精者也，不可伤，伤则失守而阴虚，阴虚则无气，无气则死矣。非以精为真阴乎？又曰：形肉已脱，九候虽调犹死。非以形为真阴乎？观形质之坏与不坏，即真阴之伤与不伤，此真阴之象，不可不察也。

所谓真阴之藏①者，凡五脏五液，各有所主，是五脏本皆属阴也。然经曰：肾者主水，受五脏六腑之精而藏之。故五液皆归乎精，五精皆统乎肾。肾有精室，是曰命门，为天一所居，即真阴之腑。精藏于此，精即阴中之水也；气化于此，气即阴中之火也。命门居两肾之中，即人身之太极，由太极以生两仪，而水火具焉，消长系焉，故为受生之初，为性命之本，欲治真阴，而舍命门，非其治也。此真阴之藏，不可不察也。

所谓真阴之用者，凡水火之功，缺一不可。命门之

---

① 藏：据本段描述，兼有"脏"与"藏"的含义。五脏本属阴；藏精。

火，谓之元气；命门之水，谓之元精。五液充，则形体赖而强壮；五气治，则营卫赖以和调。此命门之水火，即十二脏之化源。故心赖之，则君主以明；肺赖之，则治节以行；脾胃赖之，济仓廪之富；肝胆赖之，资谋虑之本；膀胱赖之，则三焦气化；大小肠赖之，则传导自分。此虽云肾脏之伎巧，而实皆真阴之用，不可不察也。

所谓真阴之病者，凡阴气本无有余，阴病唯皆不足，即如阴胜于下者，原非阴盛，以命门之火衰也；阳胜于标者，原非阳盛，以命门之水亏也。水亏其源，则阴虚之病叠出；火衰其本，则阳虚之证迭生。如戴阳者，面赤如朱；格阳者，外热如火。或口渴咽焦，每引水以自救；或躁扰狂越，每欲卧于泥中；或五心烦热，而消瘅骨蒸；或二便秘结而溺浆如汁；或为吐血、衄血；或为咳嗽、遗精；或斑黄无汗者，由津液之枯涸；或中风、瘛疭者，以精血之败伤。凡此之类，有属无根之焰，有因火不归原，是皆阴不足以配阳，病在阴中之水也。又如火亏于下，则阳衰于上。或为神气之昏沉，或为动履之困倦，其有头目眩晕而七窍偏废者，有咽喉哽咽而呕恶气短者，皆上焦之阳虚也；有饮食不化而吞酸反胃者，有痞满隔塞而水泛为痰者，皆中焦之阳虚也；有清浊不分而肠鸣滑泄者，有阳痿精寒而脐腹多痛者，皆下焦之阳虚也。又或畏寒洒洒者，以火脏之阳虚，不能御寒也；或肌肉胀者，以土脏之阳虚，不能制水也；或拘挛痛痹者，以木脏之阳虚，不能营筋也；或寒嗽虚喘，身凉自汗者，以金脏之阳虚，不能保肺也；或精遗血泄，二便失禁，腰脊如折，骨痛之极者，以水脏之阳虚，精髓内竭也。凡此之类，或以阴强之反克，或由元气之被伤，皆阳不足以胜阴，病在阴中之火也。王太仆曰：寒之不寒，责其无水；热之不热，责其无火。无火无水，皆在命门，总曰阴虚之病，不可不察也。

所谓真阴之治者，凡乱有所由起，病有所由生，故治病必当求本。盖五脏之本，本在命门；神气之本，本在元精，此即真阴之谓也。王太仆曰：壮水之主，以制阳光；益火之元，以消阴翳。正此谓也。许学士曰：补脾不如补肾。亦此谓也。近唯我明薛立斋，独得其妙，而常用仲景八味丸，即益火之剂也；钱氏六味丸，即壮水之剂也。每以济人，多收奇效，诚然善矣。第真阴既虚，则不宜再泄，二方俱用茯苓泽泻，渗利太过，即仲景金匮亦为利水而设，虽曰于大补之中，加此何害，然未免减去补力，而奏功为难矣。使或阴气虽弱，未至大伤，或脏气微滞，而兼痰湿水邪者，则正宜用此。若精气大损，年力俱衰，真阴内乏，虚痰假火等证，即从纯补，犹嫌不足，若加渗利，如实漏卮矣。故当察微甚缓急，而用随其人，斯为尽善。余及中年，方悟补阴之理，因推展其义，用六味之意，而不用六味之方，活人应手之效，真有不能尽述者。

夫病变非一，何独重阴？有弗达者，必哂为谬，姑再陈之，以见其略。如寒邪中人，本为表证，而汗液之化，必由乎阴也。中风为病，身多偏枯，而筋脉之败，必由乎阴也。虚劳生火，非壮水，何以救其燎原；泻泄正阴，非补肾，何以固其门户。臌胀由乎水邪，主水者须求水脏；关格本乎阴虚，欲强阴舍阴不可。此数者，乃疾病中最大之纲领，明者觉之，可因斯而三反矣。故治水治火，皆从肾气，此正重在命门，而阳以阴为基也。老子曰：知其雄，守其雌。夫雄动而作，雌静而守，然动必归静，雄必归雌。此雄之不可不知，雌之不可不守也。邵子曰：三月春光留不住，春归春意难分付。凡言归者必归家，为问春家在何处？夫阳春有脚，能去能来，识其所归，则可藏可留，而长春在我矣。此二子之教我，真我之大宗师也。人能知雄之有雌，春之有家，则知真阴之为义矣。余因制二归丸方，愿与知本知音者共之。

左归丸

治真阴肾水不足，不能滋溉营卫，渐至衰羸，或虚热往来，自汗盗汗，或神不守舍，血不归原，或劳损伤阴，或遗淋不禁，或气虚昏晕，或眼花耳聋，或口燥舌干，或腰酸①腿软。凡精髓内竭，津液枯涸等证，俱速宜壮水之主，以培左肾之元阴，此方主之。

大怀熟地八两　山药炒，四两　山茱萸肉四两　龟胶切碎炒珠，四两　川牛膝酒洗蒸熟，三两　鹿角胶敲碎炒珠，二两

---

① 酸，原文用"疲"。

菟丝①子制熟，三两　枸杞子三两

上先将熟地杵膏，加炼蜜和丸桐子大，每食前用滚白汤送下百余丸。

如真阴失守，虚火炎上者，宜用纯阴至静之剂，于本方去枸杞、鹿角胶②，加女贞子三两，麦门冬三两；若火烁肺金，干枯多嗽者，仍加百合三两；如夜热骨蒸，加地骨皮三两；小水不利，加茯苓三两。

如大便燥涩，去菟丝，加肉苁蓉酒洗三两。

如血虚有滞者，于本方加当归四两。

凡五液皆主于肾，故凡属阴分之药，亦无不皆能走肾，有谓必须引导者，皆见之不明耳。

右归丸

治元阳不足，或先天禀衰，或劳伤过度，以致命门火衰，不能生土，而为脾胃虚寒，饮食少进。或呕恶膨胀，或反胃隔塞，或怯寒畏冷，或脐腹多痛。或大便不实，泻利频作；或小水自遗，虚淋寒疝。或以寒侵溪谷，而为肢节痹痛；或以寒在下焦，而为水邪浮肿。总之，真阳不足者，必神疲气怯，或心跳不宁，或四体不收，或眼见邪魔，或阳衰无子等证，俱速宜益火之源，以培右肾之元阳，此方主之。

---

① 菟丝：原文中为"兔丝"。
② 鹿角胶：原文中为"鹿胶"。

大怀熟地八两　　山药炒，四两　　山茱萸微炒，三两　　枸杞微炒，四两　　鹿角胶炒珠，四两　　菟丝子制熟，四两　　杜仲淡姜汤炒，四两　　当归三两，便溏者勿用之　　大附子自二两渐可加至六两，因人而用　　肉桂自二两渐可加至四两，因人而用

此丸法如前，或丸如弹子大，每嚼服二三丸，以滚白汤送下，则效速更妙。

如阳衰气虚，必加人参以为之主，或二三两，或五六两，随人虚实以为增减。盖人参之功，随阳药则入阳分，随阴药则入阴分。故欲补命门之阳，非此不能速效。

如阳虚精滑，或带浊便溏，加补骨脂酒炒三两。或飧泄、肾泄不止，仍加肉豆蔻，用面炒去油三两。

如呕恶吞酸，可加干姜三两。

如腹痛不止，可加吴茱萸二两，汤泡三次炒用。

制附子法，择大附子重两许者，半斤可得制净附子六两，先用大甘草四两，煎浓汤，浸附子至二三日，剥去薄皮，切四块，又浸一日，俟其极透，取起少晾，即切为片，用微火徐炒，至七分熟意，即可用矣。若炒至太过，恐全失其性。

左归饮

此壮水之剂也，凡命门之阴衰阳胜者，宜用此饮加减主之。

熟地自二三钱可加至一二两，随轻重用之　　山药二钱　　山茱萸一二钱，畏酸者少用之　　炙甘草一钱，妙在此味　　枸杞二钱，相

火盛者去之　茯苓一钱五分

水二钟①，煎七八分，食远温服。

如肺热而烦者，可加麦门冬二钱。

如肺热多嗽者，可加百合二钱。

如血少者，可加当归二钱；血滞而热者，可加丹皮二钱；阴虚不宁者，加女贞子二钱。

如血热妄动者，可加生地二三钱。

如脾热易饥者，及多汗伤阴者，可加芍药二钱。

如心热多躁者，可加玄参二钱。

如肾热骨蒸者，可加地骨皮二钱。

如津枯热渴者，可加天花粉二钱。

如上实下虚者，可加牛膝二钱以导之。

右归饮

此益火之剂也，凡命门之阳衰阴胜者，宜用此饮，加减主之。

大怀熟地用法如前　山药炒，二钱　山茱萸肉一钱五分，凡吞酸、畏酸者当少用之　炙甘草一钱　枸杞二钱　杜仲姜汤炒，二钱　肉桂自一钱用至二钱　制附子随宜用之，至三钱止

水二钟，煎七八分，食远温服。

如气虚血脱，或厥或昏，或汗或运，或虚狂，或短气者，可加人参，自一二钱以至一二两。

---

① 钟，容量单位。

如火衰不能生土，而或为呕恶，或为吞酸者，可加炮姜一二三钱。

如阳衰中寒而泄泻不止，腹痛无休，所用制附子，自一钱以至二三钱，亦须人参兼用，或再加肉豆蔻二钱。

如小腹疼痛，加至桂附仍不止者，再加吴茱萸一钱许以佐之。

如淋遗白带，脐腹疼痛者，加补骨脂一二钱，炒熟捣碎用。

如血凝血少者，可加当归二三钱。

十二脏脉候部位论

脉为四诊之一，所关最切，兼之俗弊，每多讳其因，隐其色，不出一声，单用脉以试医之高下，此虽病家之自误，然医当此际，苟脉理甚明，不得声色病缘之相合，尚恐其有逆顺真假、脉证相反之误，而矧夫并经络部位之俱错，其误又当何如？此脉理之不明，而医之所以蒙昧至今者，是皆误于宋之高阳生。虽高阳生附以己见而著为脉诀，若其脏腑所配部位，则实本于西晋之脉经。云心部在左手关前，寸口是也，与手太阳为表里，以小肠合为腑，合于上焦。肺部在右手关前，寸口是也，与手阳明为表里，以大肠合为腑，合于上焦。以至高阳生遂有左心小肠肝胆肾，右肺大肠脾胃命之说，竟将心主三焦之一合谓其无形而俱遗之。若此两经者，内经显然有大经络，岂有有

类经附翼

经络而无脉者？亦岂有大小肠位居极下，而脉现于两寸至高之地者？自戴同甫而下，既已历言其非，然未免甲此乙彼，向无归一之论，学者何所宗据？

今遵内经本文，参之以理，酌定部位，庶无差谬。然经文虽无五行所属之分，而后世诸贤以左尺为水，生左关木，木生左寸火，君火类从于右尺而为相火，火生右关土，土生右寸金而止，甚属有理。今既有此五行之分，则小肠在下，当候于右尺，所以从火也；大肠在下，当候于左尺，以金从水也，正合母隐子胎之义。三焦虽当候于上、中、下，然灵枢本脏篇曰：肾合三焦膀胱。今肾脉候于两尺，是三焦亦当候于尺。且三焦为五脏六腑之总司，肾为五脏六腑之根本。故灵枢论疾诊尺篇独取尺脉以定人之病形，其义盖亦在此。但膀胱属水，故候于左；三焦属火，故候于右。若心主之脉，正当候于左寸，盖以膈膜之上，独唯心肺两脏居之，而心包为护心之膜，附于膈上，故脉当候于左寸。至若命门者，为肾之所属，故脉候当随于肾。肾一也，而何以候于两尺？肾中之元阴，当候于左尺；肾中之元阳，当候于右尺。阴宜静，故左嫌浮豁；阳畏衰，故右嫌细微。然命门之气，以阳为主，故当附候于右尺，以察其衰旺甚验。

部位若此，似不可易，合而观之，则左寸心脏之火，通于右尺小肠命门之火，自右尺火土相生而上右寸；右寸肺脏之金，通于左尺大肠之金，自左尺金水相生而上左寸。左右上下，终始无端，正合十二经流注循环之妙，而诊候庶无差也。故内经脉要精微论曰：尺内两旁，则季胁也。尺外以候肾，尺里以候腹。中附上，左外以候肝，内以候膈；右外以候胃，内以候脾。上附上，右外以候肺，内以候胸中；左外以候心，内以候膻中。前以候前，后以候后。上竟上者，胸喉中事也；下竟下者，少腹、腰、股、膝、胫、足中事也。味此经文，则左右上下之序，自不可紊，无待于辩。唯是六腑之候，虽无明训，而但以上下阴阳之义测之，则已暗藏之矣。习医立训者，不本内经之意，吾知其皆杜撰凿空耳，观者其详辨焉。

类经
附翼

四卷　附针灸诸赋

（明）张景岳著

天元太乙歌

先师秘传神应经，太乙通玄法最灵。
句句言辞多妙典，万两黄金学也轻。

切切不忘多效验，治病如神记在心。
口内将针多温暖，更观患者审浮沉。

阴病用阳阳用阴，分明更取阴阳神。
虚则宜补实宜泻，气应针时病绝根。
气至如摆独龙尾，未至停针宜待气。
凡用行针先得诀，席弘玄妙分明说。

气刺两乳求太渊，未应之时针列缺。
列缺头疼及偏正，重泻太渊无不应。

耳聋气闭喘填胸，欲愈须寻三里中。
手挛脚痹疼难忍，合谷仍须泻太冲。

曲池主手不如意，合谷针时宜仔细。
心疼手颤少海间，欲要除根刺阴市。

若是伤寒两耳聋，耳门听会疾如风。
五般肘痛针尺泽，冷渊一刺有神功。

手三里兮足三里，食痞气块兼能治。
鸠尾独治五般痫，若刺涌泉人不死。

大凡疬痞最宜针，穴法须从着意寻。
以手按疬无转动，随深随浅向中心。

胃中有积取璇玑，三里功深人不知。
阴陵泉主胸中满，若刺承山饮食宜。

大椎若连长强取，小肠气满可立愈。
气冲妙手要推寻，管取神针人见许。

委中穴主腰疼痛，足膝肿时寻至阴。
干湿风毒并滞气，玄机如此义尤深。

气攻腰痛不能立，横骨大都宜救急。
留血攻注若医迟，变为风证从此得。

气海偏能治五淋，补从三里效如神。
冷热两般皆治得，便浊痼疾可除根。

期门穴主伤寒患，七日过经犹未汗。
但于乳下双肋间，刺入四分人得健。

耳内蝉鸣腰欲折，膝下分明三里穴。
若能补泻五会中，切莫逢人容易说。

牙风头痛何所调？二间妙穴莫能逃。
更有三间神妙处，能祛肩背感风劳。

合谷下针顺流注，脾内迎随使气朝。
冷病还须针合谷，又宜脚下泻阴交。

背脊俱疼针肩井，不泻三里令人闷。
两臂并髀俱疼痛，金针一刺如神圣。

脚疼膝痛委中宜，更兼挛急锋针施。
阴陵泉穴如寻得，健步轻行疾似飞。

腰腹胀满治何难，三里膈肚针承山。
更向太冲行补泻，指头麻木一时安。

头痛转筋鱼腹肚，背疽便毒相残苦。
再有妙穴阳陵泉，腿疼筋急如神取。

肠中疼痛阴陵调，耳内蝉鸣听会招。
更寻妙穴太溪是，此中行泻最为高。

腹胀浮沉泻水分，喘粗三里亦须针。
更从膝下寻阴谷，小便淋漓肿自平。

环跳能除腿股风，冷风膝痹疟皆同。
最好风池寻的穴，间使相随始见功。

伤寒一日调风府，少阳二穴风池取。
三五七日病过经，依此针之无不应。

心疼呕吐上脘宜，丰隆两穴更无疑。
蚘虫并出伤寒病，金针直刺显明医。

男子疝癖取少商，女人血气阴交当。
虚汗盗汗须宜补，委中妙穴可传扬。

项强肿痛屈伸难，体重还兼腰背痠。
束骨更加三里刺，教君顷刻便开颜。

脊因闪挫腰难转，举动多艰行履颤。
游风遍体生虚浮，复溜一刺人忻羡。

久患腰疼背胛劳，但寻中渚穴中调。
行针著意须寻觅，管取从今见识高。

腰背连脐痛不休，手中三里穴堪求。
神针未出急顺泻，得气之时不用留。

小腹便澼最难医，间使针连气海宜。
中极也同三里刺，须明补泻察毫厘。

玉龙赋 相传扁鹊所撰，盖后人托名为之者。

夫博参以为约，要辑简而舍繁，总玉龙以成赋，信金针而获安。原夫卒暴中风，顶门百会；连延脚气，里绝三交。头风鼻渊，上星可取；耳聋腮肿，听会偏高。攒竹头维，治目疼头痛；乳根俞府，疗气嗽痰哮。风市阴市，驱腿脚之乏力；阴陵阳陵，除膝肿之难熬。膏肓补虚损，大敦除疝气。痔漏须寻二白①，疟疾当求间使。天井医瘰疬瘾疹，神门治癫痫失意。

———————

① 二白：郄门穴两侧各二分。

咳嗽风痰，太渊列缺宜刺；尪羸喘促，璇玑气海当知。期门大敦，能治坚痃疝气；劳宫大陵，可疗心闷疮痍。心悸虚烦刺三里，时疫痎疟寻后溪。绝骨三里阴交，脚气宜此；睛明太阳鱼尾，目证宜之。老者便多，命门兼肾俞著艾；妇人乳肿，少泽于太阳可推。身柱蠲嗽，能除膂痛；至阳却疸，善治神疲。长强承山，灸痔最妙；丰隆肺俞，痰嗽称奇。

风门主伤冒寒邪之嗽，天枢理感患脾泄之危。风池绝骨，而疗乎伛偻；人中曲池，可治其痿仆。期门刺伤寒未解，经不再传；鸠尾针痫癫已发，慎其妄施。阴交水分三里，鼓胀宜刺；商丘解溪丘墟，脚气堪追。尺泽理筋急之不用，腕骨疗手腕之难移。肩脊痛兮，五枢兼于背缝；肘挛疼兮，尺泽合于曲池。风湿抟于两肩，肩髃可疗；壅热盛于三焦，关冲最宜。手臂胫肿，中渚液门要辨；脾虚黄疸，腕骨中脘①何疑？伤寒无汗，攻复溜宜泻；伤寒有汗，取合谷当随。

欲调饱满之气逆，三里可胜；要起六脉之沉匿，复溜称奇。照海支沟，通大便之秘；内庭临泣，理小腹之膜。天突膻中，喘嗽者当觅；地仓颊车，口歪者宜寻。迎香攻鼻窒为最，肩井除臂痛难擎。二间治牙疼，中魁理翻胃而即愈；百劳止虚汗，通里疗心惊而即宁。大小骨空，治眼

---

① 中脘，原文为"中腕"，疑误。

烂能止冷泪；左右太阳，除血翳两目不明。心俞肾俞，治腰痛肾虚之梦遗。人中委中，除腰脊闪痛之难治①。太溪昆仑申脉，最疗足肿之迍；涌泉关元丰隆，为治尸劳之例。

印堂可治惊搐，神庭专理头风。大陵人中频泻，口气全去；带脉关元多灸，肾败堪攻。脚腿重痛，针髋骨膝眼；行步艰楚，灸三里中封。取内关于照海，医腹疼之块；搐迎香于鼻内，消眼热之红。肚疼结闭，大陵合外关于支沟；腿风湿痛，居窌兼环跳于委中。上脘中脘，治九种之心痛；赤带白带，求中极之异同。

又若心虚热壅，少冲明其济夺；目昏血溢，肝俞辨其实虚。慕心传之玄秘，究手法之疾徐。或值挫闪，疼痛之不定；此为难拟，俞穴之莫拘。辑管见以便读，幸高明无哂诸。

标幽赋 《针经指南》窦汉卿撰。

拯救之法，妙用者针。察岁时于天道，定形气于予心。春夏瘦而刺浅，秋冬肥而刺深。不穷经络阴阳，多逢刺禁；既论脏腑虚实，须向经寻。

原夫起自中焦，水初下漏。太阴为始，至厥阴而方终；穴出云门，抵期门而最后。正经十二，别络走三百余

---

① 治：原文为"制"。

支；正侧偃伏，气血有六百余候。手足三阳，手走头而头走足；手足三阴，足走腹而胸走手。要识迎随，须明逆顺。况夫阴阳气血多少为最。厥阴、太阳，少气多血；太阴、少阴，少血多气；而又气多血少者，少阳之分；气血俱多者，阳明之位。先详多少之宜，次察应至之气，轻滑慢而未来，沉涩紧而已至。既至也，量寒热为疾留；未至也，据虚实而诱气。气之至也，如鱼吞钩饵之浮沉；气未至也，如闲处幽堂之深邃。气全速而效速，气至迟而不治。观夫九针之法，毫厘最微。七星可应，众穴主持。本形金也，有蠲邪扶正之道；短长水也，有决凝开滞之机。定刺象木，或邪或正；口藏养火，进阳补羸。循机扪塞以象土，实应五行而可知。然是一寸六分，包含妙理；虽细拟于毫发。同贯多岐。可平五脏之寒热，能调六腑之实虚。拘挛闭塞，追八邪而去矣；寒热痛痹，开四关而已之。未刺者，使本神朝而后入；既刺也，使本神定而气随。神不朝而勿刺，神已定而可施。定脚处，取气血为主意；下手处，认水火是根基。天地人三才也，涌泉同璇玑百会；上中下三部也，大包与天枢地机。阳跷阳维并督脉，主肩背腰腿在表之病；阴跷阴维任冲带，去心腹胁肋在里之疑。二陵二跷二支，似续而交五太；两间两商两井，相依而列两支。

　　取穴之法，须明分寸。先审自意，次观肉分。或屈伸而得之，或平直而安定。在阳部筋骨之侧，陷下为真；在阴部郄腘之间，动脉相应。取五穴用一穴而必端，取三经用一经而可正。头部与肩部详分，督脉与任脉易定。察标与本，论刺深刺浅之经；住痛移疼，取相交相贯之径。岂不闻脏腑病，求门海俞募之微；经络滞，索原别交会之道。更穷四根三结，依标本而刺无不痊；但用八法五门，分主客而针无不效。八脉始终连八会，本是纪纲；十二经络十二原，是为枢要。一日取六十六穴之法，方见幽微；一时取十二经脉之原，始知要妙。

原夫补泻之法，非呼吸而在乎手指；速效之功，要支正而辨得本经。交经缪刺，左有病而右畔取；泻络远导，头有疾而脚上针。巨刺与缪刺各异，微针与妙刺相通。观部分而知经络之虚实，视浮沉而见脏腑之寒温。且夫先令针耀，而虑针损；次藏口内，而欲针温。目勿外视，手如握虎；心无私慕，如待贵人。左手重而多按，欲令气散；右手轻而徐入，不痛之因。空心恐怯，直立侧而多晕；背目沉掐，坐卧平而没昏。推于十干十变，知孔穴之开阖；论其五行五脏，察时日之旺衰。伏如横弩，应若发机。阴交阳别而定血晕，阴跷阴维而下胎衣。痹厥偏枯，迎随俾经络接续；漏崩带下，温补使气血依归。静以久留，停针待之。必准处，取照海治喉中之闭塞；端的处，用大钟治心内之呆痴。大抵疼痛实泻，痒麻虚补。体重节痛而俞居，心下痞满而井主。心胀咽痛，针太冲而必除；脾冷胃疼，泻公孙而立愈。胸满腹痛刺内关，胁疼肋胀针飞虎。

筋挛骨痛补魂门，体热劳嗽泻魄户。头风头痛，刺申脉与金门；眼痒眼疼，泻光明于地五。泻阴郄止盗汗，治小儿骨蒸；刺偏历利小便，医大人水蛊。中风环跳宜刺，虚损天枢可取。

由是午前卯后，太阴生而疾温；离左酉南，月朔死而速冷。循摸弹弩，留吸母而坚长；爪下伸提，疾呼子而嘘短。动退空歇，迎夺右而泻凉；推内进搓，随济左而补暖。大凡危疾，色脉不顺者莫针；寒热风阴，饥饱醉劳须切忌。望不补而晦不泻，弦不夺而朔不济。精其心而穷其法，无灸艾而坏其皮。正其理而求其原，免投针而失其位。避灸处，和四肢四十有七；禁刺处，除六输二十有二。昔闻高皇抱疾未瘥，李氏刺巨阙而复苏；太子暴死为厥，越人针维会而复醒。肩井曲池，甄权刺臂痛而即射；悬钟环跳，华佗刺躄足而立行。秋夫针腰俞，而魂免沉疴；王纂刺交俞，而妖精立出。取肝俞与命门，使瞽者见秋毫之末；刺少阳与交别，俾聋夫听夏蚋之声。

嗟夫！去圣愈远，此道渐坠。或不得意而散其学，或幸其能而犯禁忌。庸愚知浅，难契于玄微；至道渊深，得之者有几？

通玄指要赋《卫生宝鉴》。

必欲治病，莫如用针。巧运神机之妙，功开圣理之深。外取砭针，能蠲邪而辅正；中含水火，善回阳而倒阴。原夫络别支殊，经交错综，或沟渠溪谷以岐异，或山海丘陵而隙共。斯流派以难睽，在条纲而出众。理繁而昧，纵补泻有何功？法捷而明，自迎随而得用。

且如步履难移，太冲最奇。人中除脊膂之强痛，神门去心性之呆痴。风伤项急，始求于风府；头晕目眩，要觅于风池。耳闭须听会而治也，眼疼则合谷以推之。胸结身黄，刺涌泉而即可；头昏目赤，泻攒竹以便宜。若两肘之拘挛，仗曲池而平扫。牙齿痛，太溪堪治；颈项强，承浆可保。太白宣导于气冲，阴陵开通于水道。腹膜而胀，夺内庭以休迟；筋转而疼，泻承山之在早。大抵脚腕痛，昆仑可愈；胻膝疼，阴市能医。痫①发癫狂兮，凭后溪而料理；疟生寒热兮，仗间使以扶持。期门退胸满血膨而止，劳宫去胃翻心痛以何疑？

稽夫大敦，除七疝之偏疼，王公谓此；三里却五劳之羸瘦，华佗言之。腕骨祛黄，然谷泻肾。行间治膝肿腰疼，尺泽去肘疼筋紧。目昏不见，二间宜求；鼻窒无闻，迎香可引。肩井除两臂痛不胜，丝竹空疗偏头疼难忍。咳嗽寒痰，列缺堪凭；眵䁾冷泪，临泣尤准。髋骨将腿痛以祛残，肾俞把腰疼而泻尽。越人治尸厥于维会，随手而苏；文伯泻死胎于三阴，应针而陨。所谓诸痛为实，诸麻曰虚。实则自外而入也，虚则自内而出诸。是故济母而裨

---

① 痫，原文为"痫"。

其不足，夺子而平其有余。观二十七之经络，一一能辨；据四百四之疾证，件件皆除。故必使夭枉皆无，跻斯民于寿域；几微以判，彰往古之玄书。

又闻心胸病，求掌后之大陵；肩背痛，责肘前之三里。冷痹肾余，取足阳明之土；脐连腹痛，泻足少阴之水。脊间心后者，针中渚而立瘥；胁下肋边者，刺阳陵而即止。头项痛，拟后溪以安然；腰脚疼，在委中而已矣。

灵光赋 《针灸大全》。

> 黄帝岐伯针灸诀，依他经里分明说。
> 三阴三阳十二经，更有两经分八脉。
> 灵光典注极幽深，偏正头疼泻[①]列缺。
> 睛明治目弩肉攀，耳聋气痞听会间。
> 两鼻鼽衄针禾髎，鼻窒不闻迎香专。
> 滞气上壅足三里，天突宛中治喘痰。
> 心疼手颤针少海，少泽应除心下寒。
> 两足拘挛觅阴市，五般腰痛委中安。
> 髀枢疼痛泻丘墟，复溜治肿如神驱。
> 犊鼻疗治风邪湿，住喘脚气昆仑愈。
> 后跟痛在仆参求，转筋久痔承山居。
> 足掌下去寻涌泉，妙法千金莫妄传。

---

① 泻，原文为"写"。

此穴多治妇人疾，男蛊女孕两能痊。

百会鸠尾治痢疾，大小肠俞大小便。

气海血海疗五淋，中脘下脘治腹坚。

伤寒过经期门愈，气刺两乳求太渊。

大敦二穴主偏堕，水沟间使治邪癫。

吐血定喘补尺泽，地仓能止口流涎。

劳宫医得身劳倦，水肿水分灸即安。

五指不使中渚取，颊车可针牙齿愈。

阴跷阳跷两踝边，脚气四穴先寻取。

阴阳陵泉亦主之，阴阳二跷和三里。

诸穴一般治脚气，在要玄机宜正取。

膏肓岂止治百病，灸得精良病俱愈。

针灸一穴数病除，学者允宜加仔细。

悟得明师流注法，头目病分针四支。

针分补泻明呼吸，穴应五行顺四时。

欲解人身中造化，此歌端的是筌蹄。

席弘赋《针灸大全》。

凡欲行针须审穴，要明补泻迎随诀。

胸背左右不相同，呼吸阴阳男女别。

气刺两乳求太渊，未应之时泻列缺。

列缺头疼及偏正，重泻太渊无不应。

耳聋气痞听会针，迎香穴泻功如神。

谁知天突治喉风，虚喘须寻三里中。

手连肩脊痛难忍，合谷针时又太冲。

曲池两手不如意，合谷下针宜仔细。

心痛手颤少海间，若要除根觅阴市。

但患伤寒两耳聋，耳门听会疾如风。

五般肘痛寻尺泽，冷渊针后却收功。

手足上下针三里，食癖气块凭此取。

鸠尾能治五般痫，若下涌泉人不死。

胃中有积刺璇玑，三里功多人不知。

阴陵泉治心胸满，针到承山饮食思。

大杼若连长强寻，小肠气痛即行针。

委中专治腰间痛，脚膝肿时寻至阴。

气滞腰疼不能立，横骨大都堪救急。

气海专能治五淋，更针三里随呼吸。

期门穴主伤寒患，七日过经犹未汗。

但向乳根二肋间，又治妇人生产难。

耳内蝉鸣腰欲折，膝下明存三里穴。

若能补泻五会间，且莫向人容易说。

睛明治眼未效时，合谷光明安可缺。

人中治癫功最高，十三鬼穴不须饶。

水肿水分兼气海，皮内随针气自消。

冷嗽先宜补合谷，却有针泻三阴交。

牙痛腰疼并喉痹，二间阳溪疾怎逃。

更有三间肾俞妙，善除肩背浮风劳。

若针肩井须三里，不刺之时气未调。

最是阳陵泉一穴，膝间疼痛用针烧。

委中腰痛脚挛急，取得其经血自调。

脚疼膝肿针三里，悬钟二陵三阴交。

更向太冲须引气，指头麻木自轻飘。

转筋目眩针鱼际，承山昆仑立便消。

肚疼须是公孙妙，内关相应如吹毛。

冷风冷痹疾难愈，环跳腰俞针用烧。

风府风池寻得到，伤寒百病绝根苗。

阳明二日寻风府，呕吐休言上脘遥。

妇人心痛丰隆穴，男子癥疝三里高。

小便不禁关元好，大便闭涩大敦烧。

腕骨腿疼三里泻，复溜气滞便离腰。

从来风府最难针，须用工夫度浅深。

倘若膀胱气未散，更宜三里穴中寻。

若逢七疝和阴痛，阴交照海曲泉针。

仍不应时求气海，关元同泻更如神。

小肠气结痛连脐，速泻阴交莫待迟。

良久涌泉针取气，此中玄妙岂人知？

小儿脱肛患多时，先灸百会次尾骶。

久患伤寒肩背痛，但针中渚得其宜。

肩上痛连脐不休，手中三里更须求。

下针麻重即须泻，得气之时不用留。

腰连胯痛势必大，急于三里攻其隘。

下针一泻三补之，气上攻噎只管在。

噎不住时气海灸，定泻一时立便瘥。

补自卯南转针高，泻从卯北莫辞劳。

逼针泻气须令吸，若补随呼气自调。

左右拈针随子午，抽针行气自迢迢。

用针补泻分明说，更用搜穷本与标。

咽喉最急先百会，太冲照海及阴交。

学者潜心宜熟读，席弘治病最名高。

百证赋

百证俞穴，再三用心。囟会连于玉枕，头风疗以金针。悬颅颔厌之中，偏头痛止；强间丰隆之际，头痛难禁。

原夫面肿虚浮，须仗水沟前项；耳聋气闭，全凭听会翳风。面上虫行有验，迎香可取；耳中蝉噪有声，听会堪攻。目眩兮支正飞扬，目黄兮阳纲胆俞。攀睛攻少泽肝俞之所；泪出刺临泣头维之处。眼中漠漠，即寻攒竹三间；目视䀮䀮，急取养老天柱。

雀目肝气，睛明行间而细推；项强伤寒，温溜期门而可主。廉泉中冲，舌下肿痛堪取；天府合谷，鼻中衄血宜追。耳门丝竹空，治牙疼于顷刻；颊车地仓穴，正口歪于片时。

喉痛兮，液门鱼际可疗；转筋兮，金门丘墟所医。阳谷侠溪，颔肿口禁并治；少商曲泽，血虚口渴同施。通天去鼻内无闻之苦，复溜祛①舌干口燥之悲。

哑门关冲，舌缓不言为要紧；天鼎间使，失音嗫嚅之休迟。太冲泻唇吻以速愈，承浆住牙疼而即移。项强多恶风，束骨相连于天柱；热病汗不出，大都更接于经渠。

且如两臂顽麻，少海就傍于三里；半身不遂，阳陵远达于曲池。建里内关，扫尽胸中之苦闷；听宫脾俞，祛残心下之悲凄。久知胁肋痛疼，气户华盖有验；肠鸣腹内，下脘陷谷能平。

膈疼蓄饮难禁，巨阙膻中宜取。胸胁支②满可疗，章门不用细寻。痞满更加噎塞，中府意舍施治。胸膈停留瘀血，肾俞巨髎当行。膈满项强，神藏璇玑已试；背连腰痛，白环委中曾经。

脊强兮水道筋束，目眴兮颧髎大迎。瘈病非颅息不愈，脐风必然谷方醒。委阳天池，腋肿针而即散；后溪环跳，腿痛刺之即轻。

梦魇不宁，厉兑相谐于隐白；发狂奔走，上脘同起于神门。惊悸怔忡，取阳溪解溪勿误；反张悲哭，仗天冲大横须精。癫疾必身柱本神之令，发热仗少冲曲池之津。

---

① 祛，据上下文应改为"去"。
② 支，原文为"肢"。

岁热时行，陶道复求中膂治；风痫常发，神道还须心俞宁。湿热湿寒下髎定，厥寒厥热涌泉清。寒栗恶寒，二间疏通阴郄善；烦心呕吐，幽门开彻玉堂明。行间涌泉，主消渴之肾竭；阴陵水分，去水肿之脐盈。

劳瘵传尸，趋魄户膏肓之路；中邪霍乱，寻阴交三里之程。治疸消黄，向后溪劳宫而看；倦言嗜卧，往通里大钟而行。咳嗽连声，肺俞须迎天突穴；小便赤涩，兑端独泻太阳经。刺长强与承山，善主肠风新下血；针三阴与气海，专司白浊久遗精。

且如肓俞横骨，泻五淋之久积；阴郄后溪，治盗汗之多出。脾虚谷以不消，脾俞膀胱俞觅。胃冷食而难化，魂门胃俞堪责。鼻痔必取龈交，瘿气须求浮白。大敦照海，患寒证而善蠋；五里臂臑，生疬疮而能愈。至阴屋翳，治遍身风痒之疼多；肩髃阳溪，消肌腠瘾风之热极。

妇人经事改常，自有地机血海；女子少气漏血，不无交信合阳。带下产崩，冲门气冲宜审；月潮违限，天枢水泉细详。肩井乳痛而极效，商丘痔漏而尤良。脱肛趋百会尾骶之所，无子收阴交石关之乡。中脘主乎积利，外丘收乎大肠。寒疟兮商阳太溪验，疬癖兮冲门血海强。

夫医乃人之司命，非智士而莫为；针又理之玄微，须至人之指教。先究其病原，后详其穴道。随手见功，应针取效。

长桑君天星秘诀

天星秘诀少人知，此法专分前后施。

若是胃中停宿食，后寻三里起璇玑。

脾病血气先合谷，后刺三阴交莫迟。

如中鬼邪先间使，手臂挛痛取肩髃。

脚若转筋并眼花，先针承山次内踝。

脚气酸疼肩井先，次寻三里阳陵泉。

如是连脐小肠痛，先刺阴陵后涌泉。

耳鸣腰痛先五会，次针耳门三里内。

小肠气痛先长强，后刺大敦不要忙。

足缓难行先绝骨，再寻条口及冲阳。

牙疼头痛兼喉痹，先刺二间后三里。

胸膈痞满先阴交，针到承山饮食喜。

肚腹浮肿胀膨膨，先针水分泻建里。

伤寒过经不出汗，期门三里先后看。

寒疟面肿及肠鸣，先取合谷后内庭。

冷风湿痹针何处，先取环跳次阳陵。

指疼挛急少商好，依法施之无不灵。

此是长桑真口诀，时医莫作等闲轻。

四总穴

肚腹三里留，腰背委中求。

头项寻列缺，面口合谷收。

千金十一穴

三里内庭穴，肚腹中妙诀。

曲池与合谷，头疼病可彻。

腰背痛相连，委中昆仑穴。

胸项如有痛，后溪并列缺。

环跳与阳陵，膝前兼腋胁。

可补即迟留，当泻即疏泄。

百而三百六，不离十一诀。

马丹阳天星十二穴

三里内庭穴，曲池合谷彻。

委中配承山，太冲昆仑穴。

环跳与阳陵，通里并列缺。

合担用法担，合捷用法捷。

三百六十穴，不出十二诀。

治病有神灵，浑如汤泼雪。

北斗降真机，金锁教开彻。

至人可传授，匪才休浪说。

图书在版编目（CIP）数据

类经附翼 /（明）张景岳著. —太原：山西科学技
术出版社，2022.9（2023.11 重印）
ISBN 978 – 7 – 5377 – 6202 – 1

Ⅰ. ①类… Ⅱ. ①张… Ⅲ. ①医论—中国—明代
Ⅳ. ①R2 – 53

中国版本图书馆 CIP 数据核字（2022）第 135554 号

类经附翼
LEI JING FU YI

出 版 人	阎文凯	
著 者	（明）张景岳	
校 注 者	周劲草	
责 任 编 辑	王 璇	
封 面 设 计	吕雁军	

出 版 发 行　山西出版传媒集团·山西科学技术出版社
　　　　　　　地址　太原市建设南路 21 号　邮编　030012
编辑部电话　0351 – 4922135
发 行 电 话　0351 – 4922121
经　　　销　各地新华书店
印　　　刷　山西基因包装印刷科技股份有限公司

开 本	880mm × 1230mm	1/32
印 张	3.125	
字 数	80 千字	
版 次	2022 年 9 月第 1 版	
印 次	2023 年 11 月第 3 次印刷	
书 号	ISBN 978 – 7 – 5377 – 6202 – 1	
定 价	20.00 元